藥草女巫的365日

隨順日月星辰過生活

瀧口律子

前言——與藥草共生的日常

無論在公司或家庭裡，永遠有工作等著妳去做，總是被時間追著跑……大家應該都曾經閃過這樣的念頭：「會不會有個仙子，帶我脫離現狀？」渴望能在新的地方，懷抱新的希望，過煥然一新的生活。雖然心下明白，現實世界並沒有這樣的魔法。

不過現在我要教大家如何實現內心的願望！首先，妳得成為一名女巫，好讓現在的生活變得更加幸福。

妳覺得成為女巫是異想天開嗎？但是否也因此被挑起好奇心呢？

熱愛日月及植物的女巫，每一天都像在玩尋寶遊戲。朝日穿過玻璃形成的彩虹，在滿月之下欣賞自己和貓咪的身影、為花架一隅新芽萌出的德國洋甘菊陶醉。女巫總能從自然中發現上天給予我們的禮物，讓內在的藏寶盒日日滿盈。

童話故事裡的女巫，可能給人的印象都不太好——使出魔法讓白雪公主吃下毒蘋果的女巫、將長髮公主關在高塔裡的女巫……不過在中世紀歷史上被稱作女巫的人，是一群相信自然之力，虔誠崇拜及信仰大自然的人們，她們身懷自古流傳下來的知識，是擅長運用藥草的地方醫者。如今的女巫團體，除了傳承古老的智慧，也會進行平和的冥想以及各式修行。

我是在英國的藥草專家家中寄宿時，發現了植物蘊藏的神奇力量，以及宇宙為自然界帶來的影響，因而深受吸引，於是我開始瀏覽各式文獻，並親身實踐女巫之道。

當春天降臨，我就會外出接觸大自然，採摘可食用的藥草料理成沙拉；一到夏至，便會親手製作香氛蠟燭獻給太陽；入秋後，採收成熟藥草為度冬做好準備；在寒冷的冬季裡，運用花圈祛邪避凶。也趁新月這個全新循環的起始淨化身心，再於滿月的日子，焚香鎮靜紛亂的心靈。使我切身明白，每一天的生活，絕對不會是昨日的翻版。

如今的我，十分信仰日月運作、大自然中的八百萬神明，希望藉助藥草的力量，找回現代生活所遺失的重要寶藏。我想我應該類似現代的日本女巫吧——不需要唱頌咒文，不必揮舞魔杖，更不用騎乘掃帚。只要謙虛地將注意力投注於大自然的變化，接受天賜的恩惠，同時改變生活即可。

也許有些人因為居住在大都市裡，身旁缺乏綠意，已經放棄生活在大自然裡了。不過仔細觀察大樓的公共空間，還有每天路經的行道樹、咖啡廳應前擺設的盆栽，會發現我們其實被大量的綠意環繞著。春天舒爽的微風、冬天溫和的日照、傍晚飄浮空中的日月和金星、足以形成影子的滿月明光……這所有的一切，就是將我們緊緊包圍的大自然。從這些大自然中，就能找到隱藏的寶藏。現代的女巫不需要修行，但是首要之務，是對太陽、月亮以及地球協同創造而出的季節移轉，還有看不見卻會產生影響的能量抱持興趣。相信在這當中，一定存在改變現在生活的啟示。

如今，地球正陷入危難。暖化加劇、面臨滅絕危機的動物與日俱增，近年經常攻佔新聞版面。在氣候變動及環境破壞影響下，日益嚴重的珊瑚白化，絕非遙遠南島的偶發事件，甚至有可能對我們未來的生活造成威脅。

人類不知從何時開始迷失了，以為地球擁有無窮無限的資源而任意掠奪。可是，這樣的時代已然結束了，如果我們不開始改變，將會失去未來。不管是居住在都會區，還是生活在鄉野之中，我們都要有一個共識，別再等待別人為我們付出，而要從自己開始做起。

女巫是一個歡喜接受後懂得感恩、肯為地球起而行、在合理範圍持之以恆，守護大自然成長過生活的人。強烈希望能有愈來愈多的藥草女巫，能夠來保護偉大的大自然與地球。

目錄

第四章　藥草調製月曆

第五章 藥草飄香的餐桌

第六章 魔法祕方

第七章 藥草一覽表

224 藥草使用說明

第一章

依循太陽步調
讓每天發光發熱

享受四季

日昇日落，冬去春來。

我們都是生活在太陽形成的節奏之下，日出而作、日落而息。入春播種，秋至收穫。這就是大自然原始的樣貌。如此樸實的生活方式，在現代人眼中似乎不復存在了，但只要有心，我們還是有可能親身實踐。

季節的移轉，是因為地球在地軸傾斜下，耗費一年時間繞行太陽一周才會引起的變化。在南北半球，日照時間會出現差距，一年四季也會產生差異。

將太陽造就的四季更迭加以體系化後，將形成所謂的「二十四節氣」。二十四節氣以立春為始，再分別將四季細分成六個季節。原先在日本，只存在對農耕意義重大的春秋二季概念。後來引進了來自中國的曆法，才在日本也同樣將季節加以細分。二十四節氣的各個節氣，大約間隔十五日。每個月季節都會出現兩次變化，因此在播種以及收穫等農事耕作活動上，成為相當重要的參考依據。

古人為每個時期所進行的節日活動、如何飲食以及維持健康留下了指示，目的都是為了避邪、保祐健康長壽。依循這二十四節氣，就能順應風土，跟著太陽的步調過生活。

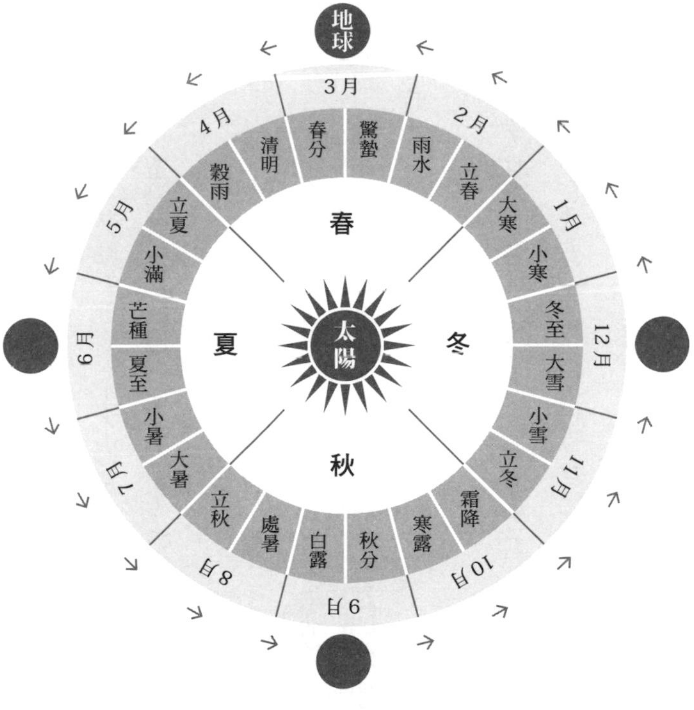

二十四節氣

古時候西方女巫的生活方式，也能作為大家的範本。女巫們會依照四季時節進行儀式。每年八次的祭祀，推測是向偉大的大自然及神明祈禱，將祭祀中獲知的智慧，轉告予人們的儀式。由外國傳入日本的節日活動，乍看之下不過是大夥熱鬧一場，事實上卻有著深遠的含意。舉例來說，萬聖節就是凱爾特人去世的祖先會歸來，在除夕這天舉行的活動。

有些人不喜歡處理南瓜堅硬的外皮，說他們平時不會想拿生南瓜來用。唯一的例外只有在萬聖節與冬至，據說每年一到這兩天，都會習慣將南瓜融入日常生活當中。要求做到盡善盡美恐使人疲於奔命，但是依照自己的原則，享受充滿季節感的生活，卻不無可能。無關乎國家、文化或時代，你可以將每一天都過得豐富又多采。

時間有限，這是人人都知道、無法改變的事實。然而人有大半輩子，全神投入在工作之中，只將一年幾次的休假或旅行當作休憩的話，不覺得實在是很可惜嗎？

日本有晴褻之分，從前將祭典及喜慶事等非日常之日稱作晴日，日常狀態稱為褻日。不過就算在褻日，還是能夠親眼觀察到大自然的變化，樂在其中，像是每年早春都能瞧見候鳥飛來，還有秋天的丹桂總會陣陣飄香，諸如此類。感受著四季更迭，相信每一天都能從中發現許多喜悅。

體會大自然的變化，與大自然合為一體的生活方式，將使理所當然的日常隨為之一變，相信晴與褻將同樣成為值得珍惜的寶藏。

春・生發的季節

樹芽以及花蕾鼓起生發的季節。若說日文的「張る」為春天的語詞來源，也頗能叫人認同，將春天的氣息描述得精確傳神。

人體也是一樣，在這時候，會把冬季蜷縮的能量，以及囤積起來的老廢物質往體外排出。新芽和蓓蕾，會經由綻放將能量向外釋放，但是人類卻沒這麼簡單。現在透過本章節，教大家如何趁著新陳代謝活躍的時期，聰明地將能量以及老廢物質釋放出去。

春季前半，身體的健康管理和氣溫同樣都是一進一退的模式。千萬別忘了春天是緊接在冬天之後，雖然開春了，但天氣依舊相當寒冷。在熱愛藥草的女巫眼中，春季是療癒的植物四處萌發、繁忙季節的開始。想要蒙受這些恩典，感官必須相當敏銳，請活動雙眼和手腳，向冬季告別，感知自然的變化。這是個感受春天氣息，不斷向外探索的季節。

節分──立春前一天

季節的轉換期，譬如立春、立夏、立秋、立冬的前一天，就是節分。現在只留下在立春前的節分，會舉辦例行性儀式的習俗。原意是要為冬季的末尾和春季作一個區分，會與立春共同舉辦節日活動。一般認為，在季節轉換之際，不好的東西容易侵入，為了驅魔避邪，才會舉辦節分儀式。例如撒豆子，以及將沙丁魚固定於頂端的柊樹裝飾於門口。撒豆子能驅鬼，而鬼在東方的陰陽學中代表陰，似乎也意味著，從強陰的冬天轉換成向陽的春天之際，要將陰魔消滅。

而柊樹這種植物，可藉由尖刺的力量來驅魔避邪。和柊樹一樣，可以透過充滿光澤的葉片，發揮極佳除魔效果的高聳樹木，還包含月桂樹。月桂樹自古便被視為神聖之物，具有可守護人們不受壞東西侵犯的力量，傳聞羅馬人在祈求新年好運降臨時，都會習慣交換月桂樹枝。在舊曆中將立春視為新年，大家可運用月桂樹，來祈求新春能好運連連。

月桂樹熱水浴

月桂樹在入春後，經修剪而掉落的樹枝，洗淨後倒入節分這天用來驅魔避邪的藥浴裡，可減輕神經痛及風濕痛，還能改善虛寒體質。將月桂樹枝製成花圈充分乾燥之後，每次需要多少再取用多少，還能用於料理當中。

立春——春天的開端

禪寺會在門的左右兩側貼上寫著「立春大吉」對聯的日子。人們會前往鄰近的神社或寺廟參拜，感謝新春有個好的開始。

早晨用廚房汲取的第一道水沖泡福茶。原本福茶的作法，是將梅子和昆布加入綠茶當中，但是這時期容易有風邪入侵，據說會導致感冒，因此要加入藥草暖和身體。用於福藥草茶中的西洋接骨木，源自埃及文化，一直被當作民間用藥，俗稱「鄉間的藥箱」，可用來治療各式疾病，一般人都十分熟悉。現在也是對付花粉症的知名花草茶，是不可或缺的藥草之一，具有發汗利尿作用，在感冒初期也會使用。傳聞西洋接骨木是用來製作魔法杖的材料，是一種具有強大魔力的樹木。

立春的福藥草茶

西洋接骨木、蕁麻、蒲公英各⅓茶匙混合均勻，將200mℓ於立春早晨汲取的第一道水煮沸，沖泡成花草茶。蕁麻可改善血液循環，蒲公英則有解毒功效。

雨水

從下雪的季節，轉變成下雨的季節。天氣依舊寒冷，不過感覺日照時間一天長過一天了。

過去北歐在復活節（復活祭，慶祝耶穌復活）前有斷食的習慣。在斷食的前幾天，為了平安度過斷食的日子，一般會食用所謂 Semla 這種營養豐富的甜麵包。Semla 是混入小豆蔻烘焙而成的甜麵包，至今仍是北歐人熱愛的傳統菜色之一，能在陰冷難熬的寒冬，讓大家的內心充滿光亮，宣告春天的來臨。小豆蔻的香氣濃烈，號稱香料女王，在阿拉伯各國會用來為咖啡提味，在北歐則習慣用來製作甜點或麵包。

小豆蔻風味簡易甜麵包

將類似布里歐的圓型小巧麵包上方部分切割取下（作為蓋子）。主體的部分在中央稍微挖空，填入杏仁奶油（混合杏仁粉、奶油、蛋、砂糖製作而成。也可使用市售產品），再撒上小豆蔻粉。上頭擠上打發鮮奶油，並擺上事先留作蓋子用的麵包塊。

女兒節

裝飾雛人形娃娃，祈求女子健康成長的節日活動。原本都是在三月第一個巳日舉行，屬於祓除疾病、清潔身心的儀式。祈禱能如同蛇隻蛻皮，脫胎換骨獲得重生。女兒節當初會被稱作桃之節日，據傳是源自裝飾可以祛邪、充滿生命力的桃子而來。即便沒有裝飾雛人形娃娃，也可用桃花當擺飾作為慶祝。

紅、白、綠色的雛霰以及菱餅，分別具有消災、潔淨、健康之意，不可或缺。

期盼夫婦百年好合所食用的蛤蠣，在這個時期正好可用來強化肝功能，以及舒緩眼睛疲勞。

桃花酒（將切碎的桃花撒入酒中）則是祈盼長命百歲的吉祥之酒。

桃花酒

小心清洗桃花花瓣以免損傷，將日本酒或白酒倒入玻璃杯中，再撒上

2～3片花瓣。初春時節容易情緒煩躁，這時不妨用眼睛觀賞美酒的色澤，好好放鬆一下，飲酒時也要比平時節制一些。

驚蟄

這個季節對於花粉症患者來說，會非常難受。

想要緩解流鼻水以及打噴嚏的症狀，在肩胛骨之間貼上暖暖包最有效果。對付感冒導致的流鼻水及畏寒現象，也同樣有用。身體健康的人，這段時間可以外出觀察植物，相信會發現艾蒿已經冒出新芽。自古以來，日本人一直都會使用艾蒿治療疾病，算是非常具代表性的植物，堪稱萬能藥。中藥名稱叫作艾葉，帶有強烈澀味，因此通常必須將澀味去除，不過這時期的艾蒿新芽卻不需要去除澀味。此時所到之處都能發現艾蒿的蹤影，但是擔心該處會噴灑除草劑或農藥的人，應避免在私人住宅或公園等地採摘。接近夏天，當葉片開始變硬之後，澀味就會轉強，因此除了前端部位的新芽之外，皆不可生食，必須去除澀味後才能使用。

收割艾蒿乾燥保存

小心地清洗艾蒿新芽，去除泥土與塵埃。量多時，可綁成一束束吊掛在陽光不會直射且通風良好的地方。量少時，洗淨後用報紙包起來，放在冰箱上頭乾燥。沖泡成茶飲可改善頭痛、中暑、畏寒症狀。用來泡澡時，對於痱子、虛寒體質、神經痛都十分見效。

春分

太陽正好從正東方昇起的日子，例年來都是在3月21日左右。上山賞日光即可得知正東方位在何方。春分這一天，晝夜幾乎等長，從這天開始，白天的時間會拉長，太陽力量會逐漸增強。

雖然可以大口汲取春日陽氣，反之也是容易心浮氣躁的季節，因此請多加接觸植物及大自然，而且頻率必須更甚於平日才行。

大家很喜歡種植在庭園裡的銀合歡，它正好會在這時期綻放黃色花朵。製成精油後會散發出強烈香氣，新鮮花朵則會釋放出似有若無的香味，令人留連忘返。銀合歡精油的抗憂鬱作用值得期待，銀合歡鮮花光用眼睛欣賞就令人心花怒放。建議將花朵製成花圈，當作乾燥花長期擺飾，賞心又悅目。

銀合歡花圈

以藤蔓製成花圈底座，將鐵絲間隔2公分綁上一圈作為固定的地方，再將剪下來的銀合歡樹枝插進去。樹枝必須大量插得密集一些，否則乾燥後會出現空隙。還能搭配月桂樹或橄欖等其他綠色植物，編製成美麗的花圈。細心摘下來的花朵，乾燥後可作為乾燥花使用。

清明

新學期展開的時期，晴朗無垠的清澈藍天，大地布滿花朵的季節。所有生物無不生命力蓬勃。將目光移向腳邊，一定會發現滿溢著大自然的恩惠。

不妨外出尋找藥草吧！這時期的西洋蒲公英，不具特殊腥味還能直接生食。蒲公英的英文名稱為Dandelion，中藥名稱就稱作蒲公英。富含大量維生素及鐵質，古人會用蒲公英葉片來強身健體。可別將它當作庭園裡的野草，不妨細心栽種，或是到沒有除草劑或農藥疑慮的安全場所採集吧！

野菜沙拉

將蒲公英的葉片和花朵、艾蒿的新芽摘下，除去泥土，再連同貝比生菜一起洗淨。將葉菜類以鹽、胡椒、醋、橄欖油拌勻，上頭再撒上花瓣。

蒲公英全草皆可使用，根部炒過後可加入茶或咖啡中飲用；上方部位則可用來料理成天婦羅、涼拌菜或味噌湯等等。

穀雨

春雨落下，往後的天氣都會相當穩定的時期。

可作為開始準備下田的參考依據。穀雨結束後就是八十八夜。可以採摘在春天這段時間，聚集樹木精氣的茶葉。

米和茶，在東方人心目中是地位相當崇高的作物。將八、十、八組合起來，正好成為米這個字。對於農事活動而言，算是非常重要的日子之一。

這段時期也是揮別冬服，身心都能開始輕快活動的時候，但卻要留意紫外線的問題。此時不妨來製作內含美白化妝品常用成分——熊果素的虎耳草化妝水吧！將虎耳草的新鮮葉片料理成天婦羅也很美味。

虎耳草化妝水

將虎耳草葉片背面沾附的泥土等髒汙清洗乾淨後，充分晾乾。放入消毒過的瓶中，注入日本酒直到淹過虎耳草為止，接著蓋上瓶蓋加以搖晃，放在陰暗場所2週再進行過濾。經貼布試驗後如果沒有任何問題，即可直接當作化妝水使用。

※貼布試驗是將製作完成的化妝水，少量塗於雙臂內側，觀察24小時的變化，測試是否會出現紅腫現象。

春之土用

在立夏前大約18天的期間。新年度精神奕奕的氣勢，因為長假結束，心理失去平衡，容易疲勞困頓的時期。為了改善氣的循環，請將帶香氣的藥草融入日常生活當中。

這段時間，可以收割生長旺盛的藥草。如果在庭院或陽台上栽種藥草，就能在想喝花草茶的時候，採摘新鮮葉片沖泡來喝。乾燥保存後，香氣會減弱的檸檬香蜂草，也是大家很愛在自家種植來泡茶喝的藥草之一。檸檬香蜂草屬於蜜源植物，又名「Melissa（蜜蜂）」，古時候甚至被喻為「長生不老藥」（在鍊金術裡可長生不老的靈藥），算是延年益壽不可或缺的藥草之一。

春之土用這段期間，春天的溫度不但會忽上忽下，也容易感覺壓力很大，善用檸檬香蜂草，即可讓身心平靜下來。

檸檬香蜂草茶

檸檬香蜂草葉片背面的精油成分，會因為沖洗而流失，收割後在清洗時須多加留意。將3根5公分長的枝幹以200㎖熱水沖泡，再蓋上蓋子悶1分鐘即可飲用。

將檸檬香蜂草茶沖泡得濃一點，再加入蜂蜜和檸檬製成果凍後，就是一道十分爽口的甜點。

夏・微風吹撫的季節

舊曆的夏天，對照新曆會比換季的日子更早開始。這段時期日照變強，白天會逐漸延長。有此一說，日文的「撫づ」為夏這個字的語詞來源，顧名思義，是綠風吹撫臉頰的季節。植物接收太陽能量後不斷成長，當舒爽宜人的季節過去之後，馬上就會進入梅雨季。氣候潮濕，有時天氣還會轉冷，甚至出現「梅雨寒」這樣的形容詞，所以必須多加留意身體健康。一旦在梅雨季拖著病體，日後容易因為暑熱及濕氣，招致食欲不振或夏日倦怠。平日請藉由飲食好好保養身體。常見的日式藥草，相信有助於在夏季保健身體。

貝爾丹火焰節

4月的最後一天，有一個名為沃普爾吉斯之夜的女巫儀式，慶祝太陽神化身公鹿重返人間。翌日為國際勞動節，植物開始生長，這天會前往森林，採摘充滿生命力的綠意。為期兩天的貝爾丹火焰節慶祝儀式，是在慶祝太陽的力量以及植物生命的光輝。

歐洲有一個習俗，會在國際勞動節這天，飲用香豬殃殃加白酒醃漬而成的飲品。這種藥草大家可能非常陌生，與日本野生的光果拉拉藤屬於同一類。香豬殃殃在日本稱作香車葉草，會開出小巧可愛的白花。嚴禁大量攝取，否則會引發麻痺或昏睡現象，每日上限為15g。

May Ball

將3g乾燥的香豬殃殃倒入葡萄酒瓶，靜置2小時左右，等到香氣融入葡萄酒中即可。避免使用新鮮的香豬殃殃，否則不會釋放出香豆素（甜蜜香氣的芳香成分）。無法取得香豬殃殃時，可將同樣內含香豆素的鹽漬櫻花，去鹽後拿來取代。

立夏

端午節是祝願男孩健康成長的節日。古時候習慣在這一天前往野外採集藥草，利用採摘回來的菖蒲及艾蒿等藥草袪邪避凶。這天不妨早點起床，外出探尋隨手可得的新綠吧！

在端午節的儀式場地，會用當季花朵杜鵑作裝飾。吃粽子及柏餅也會帶來好運，缺一不可。用於藥浴的菖蒲，內含的香氣成分細辛醚及丁香油酚當中，具有促進血液循環的作用，還可以放鬆身心，平時便十分推薦大家使用。

菖蒲熱水浴

將菖蒲葉片直接或切碎後，裝入洗衣袋中。為使香氣釋放出來，必須先將菖蒲放入浴缸，再將熱水放滿。

小滿

自5月下旬開始，到6月上旬的時候，是草木植物生長旺盛的時期。在這個季節，綠意將大肆渲染。原本綠色就是屬於自然能量強大的顏色。可以出外踏青或爬山，吸收群樹釋放的芬多精。

在英國有句俗語，「想要長生不老，就得在5月吃藥用鼠尾草」。「鼠尾草」屬有健康、安全的含意，自古便認為其強大魔力能賦予生命力。有在庭院種植藥用鼠尾草的人，這時期可以多加食用。相信柔軟的葉片，有助於維持身體健康。

藥用鼠尾草花圈

將收割下來的藥用鼠尾草少量綁成一束，用麻繩固定在花圈底座上。可以作為花圈裝飾，也可以乾燥後用於料理或茶飲當中。新鮮的藥用鼠尾草，還能變化成天婦羅料理。搭配油脂可烹調成美味菜色，也可讓香氣與融化奶油結合後用於料理當中。

芒種

古時候是穀物播種的季節，插秧的時期。時值6月中旬，梅子開始出現在市面上。可以趁這時候自己在家裡動手醃製梅干。在天降的甘霖祐庇之下，植物也不斷向上抽長。隨春風搖曳的德國洋甘菊產季即將步入尾聲。德國洋甘菊這種藥草號稱大地的蘋果，會散發出甜蜜香氣，在5～6月這段期間，陸續開出小巧的花朵。可以單將花朵部分剪下，乾燥後保存。飲用新鮮的德國洋甘菊茶，可以調整身心維持健康，迎來梅雨季。

收割德國洋甘菊乾燥保存

乾燥保存的德國洋甘菊，須趁著上午單將花朵部分剪下來。由於花瓣容易散落，因此必須輕柔洗淨，將蚜蟲及髒汙去除，放在濾網或紙上乾燥。德國洋甘菊屬於一年生的植物，所以想讓德國洋甘菊隔年繼續綻放的話，須在花開後將小小的種子搖落土中，等到秋天，才會再冒出新芽。

夏至

在北半球，一年內白天最長的日子，也是太陽威力最強大的一天，照理說植物的力量也會增強，據說女巫會外出採摘藥草，在頌揚太陽的火祭日子，利用這些藥草來熏香。過去視艾蒿、金盞花、聖約翰草為夏至時的神聖植物，會將這些植物懸掛在玄關，用來祛邪避凶。此時正逢梅雨時節，因此須留意別讓收割下來的藥草發霉了。

在一年中夜晚最短的這一天，須關燈改點蠟燭度過。利用野漆或大豆等植物製成的蠟燭，相信最適合在重視環境問題的夜晚點燃。

大豆蠟香氛蠟燭

大豆蠟倒入清洗乾淨的牛奶盒中，隔水加熱融化。將燭芯放在耐熱玻璃杯中（用尚未分開的衛生筷夾住燭芯，架在玻璃杯中央），倒入融化的大豆蠟使之凝固。大豆蠟在倒入玻璃杯之前，可加入個人喜歡的精油，即可製成香氛蠟燭。

小暑

蓮花盛開的時節。7月中旬，無論天氣或體質，都已經完全切換成夏天模式了。七夕的短冊，會在6日夜晚吊掛起來，7日再流放河川或大海。即便被梅雨淋濕，也會覺得是個好兆頭。這個時期，薰衣草綻放，蜜蜂受香氣誘引下會蜂擁而至。在蜜蜂現身的環境，請勿使用農藥等藥物。因為蜜蜂對於人類來說，是相當寶貴的生物。取得新鮮的薰衣草後，可製成手工藝品將香氣鎖住，放在枕邊就能在難以入眠的日子，藉由薰衣草的香氣順利入眠。

薰衣草花束

準備奇數的薰衣草，利用1.5m左右的緞帶，單邊預留30公分左右，將花朵下方用力束緊。從綁好的根部輕輕地將莖部彎曲，把花穗逐一包裹起來。將長邊的緞帶於莖部交叉編織，直到花穗完全看不見為止，再用剩餘的緞帶打結。

大暑

被視為最熱的時期，事實上接下來才會進入真正的酷暑。暑假會在這時期展開，蟬鳴及積雨雲炒熱了夏天的氛圍。應該設法早晚通風或灑水消暑納涼，不要老是依賴冷氣空調。

在這個時期，魚腥草會躲開強烈日照，開出白色花朵。由於魚腥草具有十種藥效，因此也稱之為「十藥」，事實上魚腥草的用途更為廣泛。雖具獨特氣味，但是乾燥後氣味就會變淡。用來泡茶的五更草，時常被當作庭院裡的野草，學名為 *Plantago asiatica*，中藥也稱作車前草，可用來止咳及利尿。

收割魚腥草和車前草乾燥保存

除去泥土，洗淨後陰乾。乾燥後切成2～3公分後保存。可煎煮後飲用，或作為藥浴使用。魚腥草的藥浴，最適合改善冬天的虛寒體質。這二種藥草的新鮮葉片皆十分柔軟，可料理成天婦羅食用。

夏之土用

7月下旬，大家都知道要吃鰻魚來預防夏日倦怠，但在丑日這一天，日本也保有吃烏龍麵（うどん）、瓜類（うり）、梅干（うめぼし）等，食物名稱帶有「う」字的慣例。此時容易出現水腫現象，因此建議積極攝取利尿效果佳的小黃瓜，以及冬瓜等瓜類食物。

在土用這個時期，會將鹽漬過生醋的梅子加以乾燥。梅干這種傳統食物，不但具有強大的殺菌作用，還能消除疲勞，自古便時常用於民俗療法。梅子熟成時也別忘了下料釀成梅酒。夏季感冒或梅雨，容易使人情緒低落，引發胃部不適、食欲不振，此時不妨來杯梅醬番茶試試看。

梅醬番茶

將一個梅干去籽後切碎，連同一茶匙醬油倒入杯中，注入熱呼呼的番茶。還可以加入有益健康的薑汁。身體狀況不佳時皆可飲用，且空腹時飲用效果最佳。

秋•放空的季節

開始結實纍纍的季節。天空廣闊無垠，空氣潔淨明澈。

秋天的前半段最為忙碌，需收割各種藥草，再以製作冬天備用保存食物，以及乾燥植物的工作收尾。此外，還要開始準備在嚴冬時節用途廣泛的酊劑。在低溫和乾燥影響下，身體容易一天比一天僵硬，最好要提醒自己隨時活動一下手腳。話雖這麼說，在這段時間，殘暑的熱天氣與日俱增，容易感到疲勞，因此千萬別勉強自己，應該好好透過飲食及花草茶保養身體。

在秋季的後半段，還有風雅的傳統節日活動在等著進行。請大家好好享受被紅色及黃色染成一片的秋景。

收穫季（凱爾特人的收穫祭）

向神明祈求穀物能開始收成，並且大豐收，屬於慶祝的日子。基督教在這天會舉行麵包慶祝祭典，用最初收穫的小麥製成麵包，奉獻給天主。再用和麵包十分對味、以洛神花（玫瑰茄）的鮮紅色染成的藥草葡萄酒乾杯。

食用洛神花也能用於花草茶中，有別於南國盛開用於觀賞的改良品種。酸味源自維生素C及檸檬酸，十分推薦在容易流汗，導致礦物質流失的酷暑時期飲用。用洛神花釀製而成的紅醋，也能直接調製成醋飲來喝。

洛神花酒

將1大匙左右的洛神花，倒入1瓶白酒中，靜置1小時左右，即會變成帶著淡淡紅色的白酒。

立秋

秋天的開端。正好接近盂蘭盆節，只是天氣依舊炎熱，在曆法上會從這天起開始轉為秋天。

舊曆的8月2日，稱作二日灸，針灸效果會比平時高出2倍，認為在這天針灸，就能保祐下半年無病一身輕。半年後的2月2日，也是二日灸的日子。體質容易出現夏日倦怠的人，請靠針灸來保養身體。

在夏天茂盛生長的紫蘇及甜羅勒，正逢開始收穫和保存的時期。可以用香氣濃烈的新鮮藥草製作藥草鹽。紫蘇硬化的莖葉，乾燥後可保存起來，作為藥浴使用。

新鮮藥草鹽

羅勒葉收成後清洗乾淨，輕柔地擦乾水分。將葉片和鹽巴放入研缽中，研磨至變成好看的綠色為止。長期保存時，請冰在冷凍庫內。個人如果偏好紫蘇、藥用鼠尾草、迷迭香這類藥草，也能依照相同作法製作成藥草鹽。

處暑

胡枝子的花朵開始綻放，可以感覺到秋天的氣息了。為了因應颱風季節的到來，應做好準備，以防庭院及陽台上的花花草草傾倒。蒔蘿或茴香等藥草長大後，須用支架或繩子等器具加強固定。如果結籽了，應趁颱風來襲前早一步收成。蒔蘿為一年生植物，所以要在秋天時期播種。這時候也是種植冬天常用的番紅花的時期。夏令蔬菜的泡菜，最好趁著蒔蘿還有新鮮葉片時製作完成，再保存起來備用。

夏令蔬菜的泡菜

將1杯醋、½杯白酒、1大匙砂糖、1小匙鹽、1片月桂葉加熱，煮至沸騰後轉成小火再加熱5分鐘。將醃漬液淋在小黃瓜及小番茄等切好的蔬菜，還有新鮮蒔蘿上，倒入用熱水消毒過的瓶中保存。長期保存時，切記須真空脫氣。

※真空脫氣的方法：將蔬菜和醃漬液倒至瓶口下方。小力鎖上瓶蓋，放入鍋中，將水倒至瓶肩左右的高度。加熱沸騰10分鐘後，從水中（瓶子直接放入熱水裡會破裂）取出。靜置5分鐘後，再用力鎖緊瓶蓋，並將蓋子朝下直接放涼。

白露

進入9月，早晚氣溫舒適宜人，是芒草花穗開始露臉的時期。但在這段期間，夏日疲勞還是容易突然湧現。9月9日是祈願長壽的重陽節。本來「9」這個數字，在中國就被視為是極陽的吉祥數字，兩個9同時出現的這一天，通常會舉行儀式活動，遏抑陽極生衰之事。

菊花會在這個季節盛開，因此也正逢菊之節日。祈求無病無災，享用一杯菊花飄浮的菊酒吧！食用菊花很容易就能購買得到。趁當令時節購入後，還能冷凍起來保存。而且菊花也很適合泡成花草茶享用。

秋分

菊花甜茶

將一朵食用菊花洗淨，連同5粒左右的枸杞倒入杯中。注入150ml的熱水，並依個人喜好加入蜂蜜。枸杞具有抗老化的效果，還能提升免疫力。在漫長的秋夜，這款茶飲還能溫暖人心。

日夜長度相等的日子。從這天起，日落時間將逐漸提早。人們在這時期，感覺一年的時光快速逝去。秋天的彼岸這幾天，以秋分之日作為中間點。彼岸花的紅色花朵開放之時，能欣賞到遍地被染紅的迷人秋色。

不妨來烹煮紅豆，製作牡丹餅吧！熬煮紅豆的湯汁，還能作為紅豆茶飲用。

接下來空氣會愈變愈乾燥，因此差不多該著手準備能確保冬天一整季健康的酊劑了。因乾燥導致喉嚨不適時，具極佳抗菌作用的百里香酊劑最有效果。將1茶匙百里香酊劑以熱水稀釋後，再用來漱口。不妨將庭院裡的百里香收割下來，著手製成酊劑，如能與紫錐花及丁香一同釀製，保證能讓人放心地迎接冬天。

百里酚百里香酊劑

用白酒或伏特加，將300㎖的瓶子擦拭乾淨加以消毒。將洗淨並乾燥的百里酚百里香，倒入瓶中至1/3左右為止，注入白酒或伏特加直到瓶口下方。放在陰暗場所靜置2週左右的時間，接著過濾後再使用。其他藥草的作法也是一樣。保存於陰暗場所的酊劑，使用期限可達2年。

寒露

天空變得愈發寬闊，收成也到了尾聲，山珍海味開始上市。漫長的秋夜可用來讀書或觀賞電影，餘興節目豐富多采，另外也能嘗試欣賞蟲鳴之音。聆聽蟲的「聲音」，據說是屬於東方人獨樹一格的感性，這是大自然演奏的美妙和音。

10月過半之後，讓人開始懷念起暖和的溫度。睡前可以來杯香草茶，放鬆一下身心。日文名稱叫作香水木的檸檬馬鞭草，會散發出有如檸檬般的香氣，十分宜人，可發揮鎮靜心神的效果。建議可混合帶甜蜜香氣的菩提，並依個人喜好加入蜂蜜。

秋天的金色花草茶

檸檬馬鞭草與菩提各½茶匙混合後，注入200㎖的熱水，蓋上蓋子靜置約3分鐘。加入適量蜂蜜後，一杯療癒心靈的金色花草茶就完成了。

霜降

10月尾聲，是紅葉美不勝收的時節。鄰近的楓樹及銀杏，每一天千變萬化的顏色，也令人賞心悅目。

庭園植栽開始要設法因應結霜的時期。不耐寒的檸檬香茅及天竺葵，須移植到花盆裡，進入休眠直到隔年為止。再利用移植前收割下來的檸檬香茅，製作新年要用的注連繩（用稻草織成的繩子，代表神聖、迎新、開運、招福四個含意）。此時務必配戴手套，以免葉片割傷了手。在這個開始要擔心感冒的季節，可飲用維生素C豐富的薔薇果茶。喝完後果實還能煮成果醬，一點也不浪費地吃光光。

薔薇果果醬

薔薇果茶喝完後，將柔軟的果實與差不多等量的砂糖混合，一邊攪拌一邊熬煮10分鐘左右，以免燒焦。每次泡茶的薔薇果分量較少時，可以累積大量後再煮成果醬。

秋之土用

會在意夏季期間肌膚受損的時期。日落時間提早，這段時期也會導致情緒低落。玫瑰一年到頭都方便取得，此時也能善加運用，改善肌膚及心靈層面的問題。沖泡一杯玫瑰花草茶，再滴幾滴精油到浴鹽上，隨時都能藉由玫瑰香氣傳遞幸福，不但很適合紓解壓力，也能保健身體。運用玫瑰花瓣製成的玫瑰酒，無論色澤或香氣都叫人著迷。選購乾燥玫瑰時，最好採買有機且色澤紅豔的產品。

玫瑰酒

1L的廣口瓶完成消毒步驟後，倒入乾燥玫瑰達瓶高的⅓。注入白酒直到瓶口下方為止，蓋上蓋子充分搖晃。放在陰暗場所2週，再加以過濾。飲用時，可添加蜂蜜會更可口。除了飲用之外，也能用作入浴劑或化妝品原料。保存於陰涼場所的玫瑰酒，使用期限可達2年。

萬聖節

凱爾特人的新年從11月1日開始，因此10月最後一天相當於除夕。這一天，死者國度將敞開大門，好讓陰靈回到人間。但除了前來與家人會面的祖先靈魂外，惡靈也會降臨人世，所以日後祛除惡靈的祭典才會演變成現在的萬聖節。

此時會裝飾迷迭香的花束作為驅魔的藥草，以保護自身遠離邪惡之物。迷迭香是相當受歡迎的庭園花草，必須細心修剪，否則容易從木質化的部分開始枯萎。迷迭香能讓思緒變清晰，還具有提升血液循環的效果，葉片在寒冷時節，也常加入藥浴使用。

迷迭香熱水浴

將迷迭香連同枝幹用鍋子或水壺熬煮，也能裝進洗衣袋中，再放入浴缸裡。熬煮而成的藥浴，會呈現咖啡色。保溫效果絕佳，擔心浴缸會變色的人，洗完澡後應盡快將熱水排光。

冬・凍人的季節

傳說日文的「冷ゆ（ひゆ）」、「震う（ふるう）」，為「冬」字的語詞來源。環顧四周，一定會看見樹葉落盡後，僅剩群樹枝枒的美，還有不同種類樹木的多姿多采。腳邊甚至可以瞧見耐寒植物的身影乍現。陽光照進屋子深處，傳遞著暖意。不妨善用夏天到秋天這段時間，採集大自然恩惠，好好暖和一下身子吧！

立冬

太陽瞬間就西落了。天氣一冷，早起就變成了一件苦差事，不如趁著早晨在自家賞鳥吧！只要在庭院備妥餵鳥器，在這個自然界食物減少的季節，就能呼喚鳥兒到來。不妨一手拿著溫熱的香料茶，臨近觀察鳥類生態。印度奶茶裡有可溫熱身體的香料，除了直接喝，也能添加牛奶享用。

印度奶茶

準備2人份的印度奶茶時，須將500㎖的熱水倒入小鍋煮沸，並加入2茶匙印度奶茶茶葉、1根肉桂棒、2顆豆莢掰開的小豆蔻、2片生薑，稍微煮一下便完成了。還能加入牛奶或黑糖，讓身體更暖和。

小雪

寒風襲來，冬將軍大駕光臨的時期。日本西邊會開始收成溫州蜜柑。聖誕節前約一個月，是等待基督降誕的將臨期。

不妨動手準備聖誕花圈吧！聖誕花圈原本是用來驅魔及祈願豐收的裝飾品，會使用日本冷杉、月桂樹、柊樹等，這類代表生命力和永生的常綠樹。也能使用綠籬的羅漢柏等植物。可單買花圈底座，再自行布置。

聖誕花圈

在百圓商店就能買得到的花圈底座上，綁上一圈鐵絲，確實固定好。掛在勾子上的部分用麻繩來製作，這部分置於上方，再插入羅漢柏或杉木等常綠樹的樹枝、迷迭香及月桂樹，還可用松毬、果實等裝飾上去。最後綁上紅色或綠色的緞帶，就會充滿聖誕氣息了。

大雪

遠山變白，平地也降下霜來。12月日本稱為「師走」時節，代表御師最繁忙的日子，12月8日可以稍事休息，向帶來許多收穫的大自然致上謝意。緊接著在13日，就要展開正月相關事宜——要開始大掃除以及準備迎接新年了！

既快樂又忙碌的時期，可以借助藥草的力量克服難關。高貴又極具知名度的藥草番紅花，中藥名稱也稱作藏紅花，可溫熱身體，具有強身效果以及健胃作用。大多會加入西班牙海鮮燉飯或湯品中，也可以泡成花草茶享用。

番紅花茶

將番紅花的雌蕊切碎，倒入杯中再注入熱水，攪拌均勻。番紅花本身也能食用。這種藥草可以放在平盤上或水耕栽培，完全不用費心思，只要在8月底左右將球根種下，秋天就會開花，再將雌蕊收割下來。

冬至

北半球白天最短的日子。以12月22日左右的冬至為界線，日照時間將逐日延長。在部分西洋地區，早昔將太陽力量重返的這一天視為一年的開端，稱作耶魯節。在日本會吃南瓜、洗柚子浴。日本柚子的精油成分可讓情緒舒緩下來，使體溫升高，據說

對預防感冒十分有幫助。日文的好運連連（運盛り）一詞帶有「ん」這個字，習慣吃的東西要和「ん」有關係，例如だいこん（白蘿蔔）、にんじん（紅蘿蔔）、ぎんなん（銀杏）、うどん（烏龍麵），還有南瓜的日文也叫作「なんきん」，算是帶有兩個「ん」字的食物。常種在庭院裡的日本柚子，榨汁後可以自行製作成柚子醋醬油。

柚子醋醬油

日本柚子榨汁，加入和柚子汁分量相同，或是稍微少一點的醬油與味醂，全部混合在一起後裝入已經用熱水消毒過的瓶中，放在冷藏庫保存。柚子汁的分量，可依個人對於酸味的喜好加減。將果皮切碎後冷凍起來，需要時即可隨時取用。

正月

一年的開始，心情也要煥然一新，迎接新年的一天。年底為了準備迎接從吉利方位到來的年神，會裝飾上憑代（神靈附體的東西）的松樹及注連繩。

御節料理要盛盤之際，須鋪上裏白。裏白是一種蕨類，生存歷史遠比人類悠久，象徵長壽及繁榮。南天竹的葉片，也是代表時來運轉的吉利植物，還具有殺菌作用。

屠蘇是將中藥溶於味醂所製成，可發揮屠邪、提振身心的效果。應從年少者傳遞給年長者飲用，意在長保年輕。

屠蘇

混合桂皮、白朮、山椒粒、防風、桔梗、陳皮等中藥製成的屠蘇散，趁除夕晚上醃漬在味醂裡備用。可發揮預防感冒以及增進食欲的效果，這種藥酒十分適合正月時節飲用。覺得不好入口的人，也能用熱水稀釋後再喝。

小寒

進入寒冬，真正冷到骨子裡的時期。會在1月7日人日節這一天食用七草粥，將水芹、薺菜、鼠麴草（母子草）、繁縷（鵝腸菜）、寶蓋草、蕪菁（蔓菁）、白蘿蔔（菜頭）切碎後，在早上煮成粥享用。舊曆的七草節在2月左右，會發現庭院裡長出了許多植物，因此在舊曆這一天，才有食用自家七草的習俗。會讓人想加入七草粥中提味的生薑，具有增進食欲以及溫熱身體的效果，加進紅茶或熱可可裡，也能輕易地讓體溫升高。

七草粥

用8倍的水煮米。七草洗淨後過水汆燙，再切碎備用。生薑切絲。將七草拌入煮好的粥中，再擺上生薑。最後用梅干或鹽調味。

大寒

就連平地也降下瑞雪，溫度降至最低的時候。過了這段期間，慢慢就會出現春天的徵兆。盡情沉浸在冬季的尾聲之中吧！

冬至到大寒這段時期的水，稱作節氣水，據說對身體十分有益。自古便常用來釀造醬油及酒。這段時間乾燥問題擾人、流感發威。紫錐花號稱天然抗生素，可強化免疫力。善用秋天釀造好的酊劑，從平日就要好好保養身體，以預防疾病。

藥草酊劑的度冬對策

善用秋天釀好的酊劑（49頁）。將½茶匙左右的百里香或紫錐花酊劑，以1杯熱水稀釋後直接飲用，或是用來漱口。丁香酊劑用溫水稀釋後，回家就可以用來漱口。感冒症頭出現時，一天應漱口3次左右。

冬之土用

家裡有庭院的人，會想在此時開始整土，但是土神並不喜歡這時期的耕作，所以要耐住性子。如果是在這天之前就已經開始整土的人，可以繼續無妨。

立春前這段時期，容易染上感冒或流感等疾病。這時候正逢火鍋美味食材大量上市之際，不如吃些暖身食物好好保養一下身體。屬於當令蔬果的白蘿蔔，可用來製成白蘿蔔飴備用。想要趁機保養身體的人，也能喝溫熱的白蘿蔔湯。

白蘿蔔飴

將切好的白蘿蔔醃漬在蜂蜜或水飴中一段時間，製作成白蘿蔔飴，或是飲用醃漬液。加入花草茶中享用也十分美味。冰在冷藏庫裡，可保存1個月左右。

白蘿蔔湯

2大匙滿滿的白蘿蔔泥，加上少許薑泥倒入杯中，注入熱水，喝下後有助於抑制喉嚨發炎。

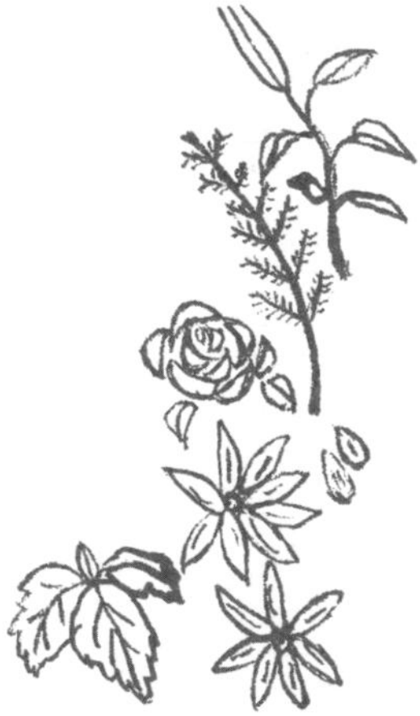

第二章

順隨月亮節奏過生活

月亮，與我們的身心

月亮高掛夜空，絢麗閃耀。在日本直到約莫 100 年前為止，一直都是使用陰曆。人們透過月亮形狀就能知曉日期，因此如今有些國家依舊使用陰曆。

姿態千變萬化的月亮，正如同我們陰晴不定的心靈動向。自古以來，月亮一直被視為可以掌控人類內心的存在，以及影響體內無形部分的變化。

珊瑚會在滿月產卵，而女性自然的月經周期，還有肌膚的新陳代謝，也都與月亮周期步調一致。據說生產以及死亡的時間，也很常與乾潮及滿潮時間重疊。也因如此，過去一直認為，地球上的生命與月亮有著密切關聯。據悉人體的水分含量，和地球大海所佔比例相同，皆為60～70％。人體可說就像是縮小版的地球。

從古時候開始，滿月光芒總是吸引著人們的目光，令人神魂顛倒。過去西洋的女巫們，相信滿月時藥草將發揮出最強大的力量。不管是狼人的傳說還是 Lunatic（受月光影響導致精神錯亂），都是因為滿月光亮的關係。如果你在滿月這一天會莫明心浮氣躁，在新月前幾天常感到失落沮喪，身體發生某些變化的話，說不定都是因為受到月亮節奏的影響。

月亮與地球的關係

月亮距離地球大約38萬公里遠，會花費29·5天繞行地球一周。「新月↓上弦月↓滿月↓下弦月↓新月」這一整個循環，稱作「朔望月」。

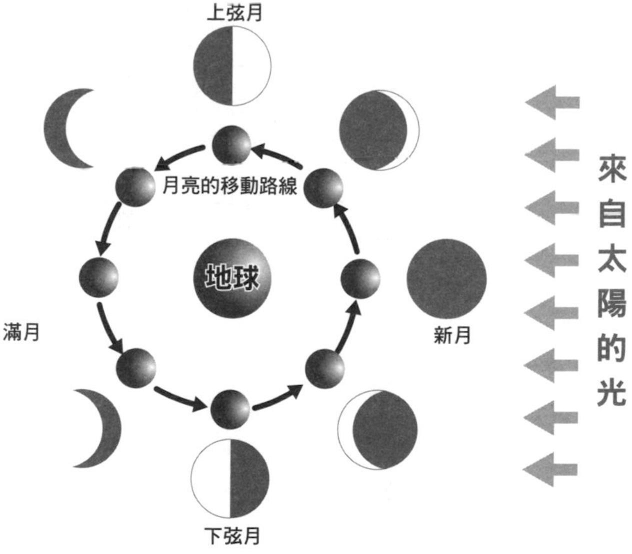

朔望月（月亮圓缺的一整個循環）

當月亮進入太陽與地球之間，三者連結成一條直線的這一天，就是新月。大約經過15天之後，地球進入太陽與月亮連結線之間，從地球上眺望照射到陽光的部分，就是滿月。

過了新月之後，月亮看起來會有如弓形的亮光，接著慢慢變成圓形。迎來滿月之後，先前逐漸變圓滿的另一側，將逐漸缺蝕，最後消失無踪。

月亮帶給地球的影響，大家最熟悉的就屬「潮汐」，會引發大海滿潮或乾潮（海面最高以及最低的狀態）、大潮或小潮（潮差大及潮差小的狀態）。

而且地球和月亮之間的引力，會使地軸維持23・5度傾斜。也就是說，假使沒有月亮，地球軸心將會搖擺不定而失去平衡。

事實上，月亮每年都會以3.5公分的距離逐漸遠離地球。隨著月亮的遠離，地球自轉會變慢，1天的時間也會逐漸拉長。逾40億年以前，月亮與地球的距離大約在2萬公里的時候，推測1天的長度大約只有4小時。另外，月球引力可使地球的自轉軸維持傾斜23度，即便只有相差1度，都會導致地球發生嚴重的氣象異常。

有人主張，將來月亮會完全脫離地球衛星軌道而去，也有人認為，會在一定的距離停下腳步，無論如何，我們都應該慶幸在數十億年後的未來，才會發生這些變化。

自古以來，備受眾人敬仰、誠心祈願的月亮，根本就像是地球生命的守護神一樣。

隨順月亮節奏過生活的提示

倘若太陽形塑了我們的「生活步調」，月亮節奏帶給我們的影響，則是「身心方面的無形節奏」。自己也摸不著頭緒，時而勇敢積極，時而沮喪低落的話，也許這就是月亮的節奏正悄然影響著你的潛意識了。

了解月亮的節奏，其實也會讓我們更珍惜沉睡在內心深處，原始自我的重要性，更注意它為生活帶來的提示。接下來要為大家介紹，自古流傳下來能帶來幫助的食物以及生活方式，這些內容希望大家放在心上，心生感應時，請試著與月亮同調生活看看。只不過，完全一板一眼照著規定行事的話，恐怕會讓你忽略了內心湧現的訊息，所以請大家別忘了傾聽自己內在的聲音。

就像為地球帶來潮汐一樣，普遍推測月亮也會對植物生長造成影響。從事園藝或種植蔬菜的人、有興趣蒔花弄草的人，都可以作為參考。

另外再提醒大家，月亮的圓缺，可以透過網路、新聞、月亮日曆等方式查詢。

新月

月亮盈虧周期展開的日子。

生活方式

- 最適合展開新事物的時候。順應大自然的變化，無論承接新的工作任務或是學習新才藝，都能好好挑戰。
- 在元旦這天會立定新年新希望，但是最好在每回新月，立定實際的目標，當月才能開始行動。
- 從新月至滿月這段期間，如同月亮形狀一樣，是會逐漸膨大的時期。可以擴大行動範圍或人脈，學習新知識。

飲食療法

- 消化變好，因此很適合進行輕斷食。建議飲用富含維生素的當令水果，加上西洋芹菜、巴西利、芽菜等蔬菜打成的果汁。另外還要攝取類似芫菱及洋蔥這類解毒效果佳的食材。也推薦大家運用食物纖維豐富的牛蒡及蓮藕，還有貝類等食材入菜準備三餐。

- 消化代謝太快的話，身體容易失去平衡，因此須飲用花草茶補充體力。

園藝活動

- 主要欣賞葉片及花朵等地上部位的植物，播種時應避開新月，在逐漸接近月圓的期間再進行播種。因為新月時分，太陽與月亮會形成強大的牽引力道，容易使瘦弱枝葉徒長，因此較適合用來插苗。這時候植物容易發生病變，所以發現後就要防除以免擴散。

三日月

新月之後經過2天，太陽西沉時，在西方天空會見到宛如細弓狀的三日月。

生活方式

- 諸如工作或人脈，這類期盼能逐漸擴展的部分，都能展開行動了。說不定會突然想和某人聯絡，這時候千萬別猶豫，立刻試著聯絡看看吧！
- 肌力訓練這類的身體鍛鍊，就從這時開始進行！
- 向三日月許願吧！三日月現身的時間短暫，因此可以見到的話，算是十分幸運的一件事。

飲食療法

- 新月後至滿月這段期間，吸收力會增強，因此要選擇新鮮又安全的食材。推薦使用往上生長的當令青菜及番茄等果菜類、水果、山菜、竹筍等等。

園藝活動

- 舉凡番茄還有茄子等果菜類、麥子等穀類、豆類等植物，從這天起至十三夜之前播種的話，月光會穿透到泥土裡，讓植物結實纍纍。藥草種子也要趁這時候播種入土。

上弦月

能看見月亮的西半部分，就是第7天的上弦月，正值滿月前的中間地帶。形同沉船的形狀，傳聞是七夕夜晚，織女前去與牛郎相會所搭乘的船隻。

生活方式

- 時逢逐漸圓滿的時期，因此食欲會大增，遇到日漸虧蝕的時候，自然會食欲不振。假使滿月之後食欲依舊旺盛，應該想想是否有其他的原因。
- 從這天的前後開始，吸收力會變好。水分攝取過多的話，將導致水腫。
- 出現想追求成就感的想法時，就是內心在發出訊號，宣示自己做得到。可以比平時加倍努力看看！

飲食療法

- 積極攝取著重提升免疫力，能養顏美容的食物，不但容易吸收，又有益健康。反之，必須比平時更加留意食品添加物，以及食物中毒方面的問題。

園藝活動

● 逐漸滿盈的時期，因此植物的水分含量也會增加，能夠採收到水嫩的果菜類。

十三夜

即將滿月，月亮幾乎呈現圓滾滾的狀態。

在舊曆9月13日舉行「十三夜」時看見的月亮，稱作豆名月或栗名月，會將這時期收成的豆子或栗子，作為供品敬獻給月亮。將收穫的作物拿來供奉，藉此感謝月亮保祐作物豐穰。

生活方式

● 將新月立下的目標化為行動的最後機會。想幫光輝積極的力量充飽電的話，就來做做月光浴，讓全身沐浴在逐漸滿盈的力量之下。

- 讓人變得活躍的時期。請留意不要努力過頭，以致於疲勞上身了。
- 容易引發水腫，因此要透過散步或淋巴按摩等方式加以消除。

飲食療法

- 感覺會比平常更加敏銳，所以要留意刺激性較強的食物，也要注意別飲酒量。

園藝活動

- 葉菜類趁著這段時期到滿月播種的話，在引力影響下，有助於向上抽高與向下扎根，幼苗會發育健壯。

滿月

受太陽光照射的那一面會朝向地球，因此能夠看見美麗渾圓的月亮姿態。夕日西沉時，月亮會在東方天空現身，一整晚照亮夜空。

舊曆8月15日的夜晚，就是觀賞中秋明月的「十五夜」，稱之為芋名月，此時會供奉小芋頭這類的薯類，並用15個糯米丸子作供品。

生活方式

- 這是宛如金煌煌的月光一般，能量會增強的日子。重新檢討新月時立下的目標，假使在這天之前尚未展開行動的話，先暫時予以保留。
- 緊張狀態高漲，所以容易發生問題。建議飲用具鎮靜效果的花草茶，進行冥想讓情緒平定下來。
- 容易出現水腫現象，不過消化力也會增強，在意水腫的話，應平均攝取具利尿作用的食物。如要決心要減肥的話，就從這一天開始。
- 需要擔心出血量會比平時更多，所以非急迫性的手術或拔牙，最好避開這一天。

飲食療法

- 此時吸收力最佳，所以建議攝取菇類或蒟蒻這種熱量較少的飲食。
- 攝取小黃瓜或冬瓜等利尿效果佳的食材，因應水腫問題。

園藝活動

- 葉菜類希望在新月定植的話，最好等到這一天再播種。
- 想運用藥草類的藥效時，應在這天收成。
- 容易發生蟲害，所以一發現就該立即防除。

十六夜、待月

滿月一過，月出時間就會一天天延遲。原本逐漸盈滿的另一側，將開始一步步虧缺。

生活方式

- 在月亮逐漸盈滿期間展開或進行的事物，可以趁著此時好好吟味一番。應轉換生活習慣，改為在家悠閒度過，不要外出四處亂晃。
- 靈感乍現時，要記錄在筆記本上。說不定隱藏了未來的提示。

飲食療法

- 將焦點由吸收切換到代謝。應攝取具排毒效果的食材。另外，直到下次新月為止，可以告訴自己只要不過食，吃多一點也不易發胖。
- 排毒效果會變好，建議多吃與月亮同調、在大海中長大的貝類、海藻及魚類等食材。

園藝活動

- 接下來植物的水分會逐步下降到下半部。這段時間很適合採割藥草保存。
- 趁這時期除草的話，會抑制生長情形。

下弦月

陰曆22日或23日的半月。左側的半月會在半夜現身於東方天空，於白天左右月沒。

生活方式

- 真正進入代謝淨化的時期。在這段期間，即便分派的新工作以及朋友的邀約都變少了，也請視為正常現象，無須掛心。
- 家中髒汙容易清除，因此打掃及整理工作會進行得相當順利。將大掃除的計畫安排在這段期間，效果會很好。
- 於滿月重新檢討的目標，適合在此時分析予以保留的事項做不到的原因。

飲食療法

- 這段時間會讓人注意到無形之物，應攝取在地底下生長的食材。推薦馬鈴薯、生薑、蒜頭等食物。

園藝活動

- 適合播下薯類、根菜類等，這類在地底生長植物的時期。這段時間水分會往下降，因此可助長根部發育，成長茁壯。

暗月期

新月前的2～3天，看不見月亮的時期。

生活方式

- 平時不會去留意的事情容易浮現在腦海的時期。側耳傾聽自己隱藏起來的願望吧！在這個時機點，可與自己的內心好好對談。
- 可能會比平時更容易感覺到睏意。不妨飲用可鎮靜情緒的花草茶，做做冥想，觀察活動情形，讓自己喘息片刻。
- 點香氛蠟燭或香氛精油，花點時間泡泡澡，讓身心都放鬆下來。

飲食療法

- 新月以後人際往來機會增加，為做好準備，讓胃部及內臟獲得休息，應攝取脂肪含量少的飲食。
- 推薦吃些以高麗菜或以米入菜的料理。

園藝活動

- 這時期焦點會朝向無形的部分，因此可以進行整土作業。
- 樹液會往下降，因此適合砍伐樹木或剪枝。
- 諸如穀類等，用來貯藏的食物可於這時期收成。根部水分多，穀物的部分水分含量較少，因此蟲害會減少，卻無損風味，可長時間保存。

參照月亮節奏保養身心

我們應該配合月亮節奏，善用藥草及香氛精油。當身心節奏與月亮節奏同步，才會過得更加順心如意。請藉由花草茶、芳香浴、泡澡以及精油按摩等方式，好好保養身心。

新月

排除不需要的，讓自己脫胎換骨，重新開始的一天。清香的檸檬香蜂草以及綠薄荷的花草茶，有助於心靈煥然一新。讓四溢的芳香，成為拓展時期的一大助力。

可嘗試芳香療法，使用淨化效果強大的精油，滴在海鹽裡進行芳香浴或冥想。

藥草　檸檬香蜂草、綠薄荷、西洋接骨木、錦葵、月桂

精油　快樂鼠尾草、沉香醇百里香、檀香、尤加利

花草茶

依照不同時期的節奏搭配藥草，在合計1茶匙的藥草中，注入200㎖的熱水，蓋上蓋子沖泡2～3分鐘，將茶湯萃取出來。

逐漸圓滿的月亮

月亮逐漸滿盈的時期，是大量吸收外界營養、充滿力量及活力的時期。推薦使用薔薇果及洛神花這類富含維生素，有助養顏美容及保健身體的藥草。朝著上方綻放的花朵，有助於進一步強化主動積極的態度。

在芳香療法中，會使用美容效果顯著、能使心情開朗起來的精油，作為按摩油或香水。

藥草 洛神花、薔薇果、玫瑰、茉莉花、紅花苜宿

精油 玫瑰天竺葵、甜馬鬱蘭、薰衣草、玫瑰

芳香浴

作法是將 4～5 滴精油，滴入可加熱精油散發出香氣的熏香台或精油燈、讓香氣四散至空氣中的擴香儀等器具中。將精油滴在面紙上揮舞一下，也能散發出芳香。

滿月

這時期情緒容易高漲，最適合使用能讓心情平靜下來的德國洋甘菊及覆盆子。細細品味著花草茶，回顧一下自己從新月至今的變化。

在芳療過程中，會使用代表滿月高揚情緒的精油，與具有鎮定情緒作用的精油來泡澡或是按摩。

藥草 德國洋甘菊、金盞花、覆盆子葉、檸檬馬鞭草

精油 伊蘭伊蘭、肉桂、茉莉花、乳香

按摩油

將2～4滴精油（濃度0.5～1%），加入20㎖植物性基底油（例如荷荷芭油、甜杏仁油等等）當中。用來按摩小腿肚或腹部等想要保養的部位。

逐漸虧蝕的月亮

在這個淨化作用變強的時期，推薦使用具排毒效果的蒲公英，以及能讓心情平靜下來的菩提。讓深綠的藥草帶來內心的安定。

在芳香療法中，會使用有助於排除毒素與靜觀內在的精油，進行冥想及半身浴。

藥草　蒲公英、菩提、桑葉、蕁麻

精油　葡萄柚、杜松、沒藥、迷迭香

浴鹽

將 4～5 滴精油加入 50g 海鹽中混合。倒入浴缸充分拌勻後再泡澡。當皮膚會有刺痛感時，請馬上用冷水沖洗。海鹽與月亮節奏有著密切關係，最適合用來泡澡。

從生日的月相剖析自我

每個人出生的那一天，夜空都會閃耀著月光。自古以來，人們一直認為生日當天的月亮形狀（月相），會對一個人的性格造成影響。

想要善用月亮賦予的個性，一定要來了解一下自己生日那一天的月亮形狀，然後再運用相對應的藥草及精油，即可喚醒你與生俱來的光芒。

月相展現出來的優勢之處，會在你成長茁壯的過程中，對心靈產生影響力。最好安排一些時間，藉由藥草及精油好好療癒身心（參考83～86頁・下方）。不需要全部照做，只要採用其中一種方法即可。提不起精神來的時候，一定能夠助你一臂之力。

芳香浴＋α

當周圍充滿芳香之後，將全身力量放鬆，再慢慢地減少呼吸次數。花5秒鐘吸氣，再花10秒鐘吐氣。反覆吸吐的期間，香氣會幫助情緒平穩下來。另外，在進行冥想或是做月光浴時，建議大家使用與當天月相對應的精油。例如在新月前一天，可利用乳香精油做芳香浴，同時進行冥想。

花草茶＋α

沖泡花草茶時，記得一邊享用，同時想像藥草的香氣盈滿全身上下。花草茶還能一步步淡化負能量，讓自己獲得療癒。刻意地嘆口氣，藉由進入體內的藥草力量，將不好的情緒往外排出吧！

＜簡易版＞計算自己生日當天正午的「月相（月齡）」算法

【算式】

出生西元年－1903＝y

y×11＋(y÷20)＋出生月＋出生日＝x

※ y÷20：只有整數，以下捨去

※ 只針對1月和2月進行調整，所以必須將「出生月＋1」。

1月必須「1＋1」、2月必須「2＋2」

→將 x 除以30後所得餘數，就是出生當時的月齡

例　1979年2月28日出生

1979 － 1903＝76

76×11＋(76÷20)＋(2＋2)＋28

＝836＋3＋4＋28＝871

將871除以30後所得餘數為1⇒ 月齡1

由月齡推算出月相

第0～3天的月亮	**新月**
第4～6天的月亮	**眉月**
第7～10天的月亮	**上弦月**
第11～14天的月亮	**盈凸月**
第15～18天的月亮	**滿月**
第19～22天的月亮	**虧凸月**
第23～25天的月亮	**下弦月**
第26～29天的月亮	**殘月**

新月出生的人

月光從黑暗之中生成的時期。

月亮最接近太陽的狀態，所以這種人會釋放出強烈耀眼的光芒。

優點

- 具有宛如嬰孩般純粹的能量，無論失敗多少次，都能重新站起來的人。
- 很少不知所措，膽大且充滿挑戰精神，不怕失敗。
- 做事喜歡引人注目，有能力獲取名聲及地位。

缺點

- 擅長短時間專注於某事，卻不善於將眼光放遠。
- 一下子就會舉手投降，以致於最終無法抓住機會。
- 雖然天真也算是一項優點，但在人際關係上，有時卻會被視為太粗心大意。

藥草

- 錦葵、玫瑰、苦橙葉

眉月出生的人

亮光來自月亮背面，會出現弓形光芒的時期。
好奇心旺盛，個性積極主動，卻對自己沒有充足自信，如同孩子一般的人。

優點

- 個性開朗又善於交際，每個人都會喜歡的類型。
- 機靈、腳力好，所以常被分派工作。
- 隨著年紀增長，會認識能夠交心的朋友。

缺點

- 有時會說出不該說的話，害自己立場為難。
- 容易杞人憂天，因此要謹言慎行，與旁人相處和睦時，才能積極生活。

藥草

- 生薑、聖約翰草、歐洲赤松

上弦月出生的人

上弦月左右，迎向滿月且能量開始滿溢的時期。

積極主動，精力充沛敢勇往直前的人。

優點

- 認真懷抱夢想，全身充滿精力及熱情。
- 領導才華備受旁人認同，富有挑戰精神，努力拼命，因此很容易出人頭地。
- 只要身居高位，就能發揮實力。
- 如同半月一樣，具有雙面性格，有時在公開場合與私底下會判若兩人。

缺點

- 必須理解不是每個人都能積極主動這個事實。
- 身段不夠柔軟時便無法成功。

藥草

- 綠薄荷、甜橙、黑胡椒

盈凸月出生的人

滿月的前一刻，會令人感覺到美中不足的時期。
個性成熟，志向高遠，讓人感覺充滿光采又青春洋溢的人。

優點

- 具備類似療癒系偶像的形象，凡事都能冷靜判斷。
- 創造力十足，不安於平凡的日常生活。
- 為人謙虛，獲得旁人給予的機會後，有可能一舉成功。

缺點

- 要求自己要盡善盡美，因此內心深處經常對自己感到不滿意。
- 當目標就在眼前時，會當作僅有一次的機會馬上行動。

藥草

- 檸檬香蜂草、檸檬、絲柏

滿月出生的人

月亮最具存在感的滿月時期。
給人開朗的印象，落落大方，凡事都能客觀看待的人。

優點

- 自誕生起就被賦予閃亮的明月之力。

- 自尊心高，另一面則是會隱藏實力，暗自努力的人。
- 只要壓抑自我表現欲就會遭受失敗，因此應重視周遭的意見，同時要站上舞台，即能馬到成功。

缺點

- 講究生活品味的人，因此容易對平淡的人事物露出嫌棄的表情。
- 如果生活不受到關注，馬上會放棄外表，容易變胖的人。

藥草

- 檸檬馬鞭草、佛手柑、玫瑰草

虧凸月出生的人

渾圓碩大的月亮漸漸虧缺，開始迎向新世界的時期。

具有播種的意味，能夠回饋社會，以及擁有服務熱忱的人。

優點

- 視身心靈的服務、活動為自己的使命。
- 具協調性及慈悲心，可以跨越人種及語言隔閡，擁有活躍世界各地，能大展身手的可能性。
- 精神面相當成熟，因此容易掌控命運。

缺點

- 如果服務熱忱只展現在親朋好友身上，可能終其一生都只能活在井底世界。
- 必須擁有寬廣的視野，才能救助更多的人。

藥草

- 檸檬香茅、羅勒、穗甘松

下弦月出生的人

月亮的下半部虧缺，開始迎接黑暗的時期。
確實調整腳步，想法成熟且閱歷豐富，受人尊敬的人。

優點

- 本人個性穩重，是常受旁人敬慕的類型。
- 工作運佳，容易被委以重任，所以要趁年輕培養技能。
- 屬於大器晚成型，凡事不要馬上放棄，終能覓得天職，創造新天地。

缺點

- 即便再認真再努力，有時還是會三分鐘熱度。
- 雖然值得信賴，但察覺困難便會敬而遠之。

藥草

- 月桃、薔薇果、花梨木

殘月出生的人

雖然很接近太陽，卻會光芒盡失，被吸入黑暗之中的時期。
熱愛幻想，內心深奧莫測，直覺敏銳宛如女巫一般的人。

優點

- 在他人眼中是浪漫感性、富有神祕感的人。
- 對他人有同理心，理解力佳的人。
- 在自己相信的世界裡踏實努力，終將獲得成功。

缺點

- 容易受周遭影響，因此應重視人際關係以及居住場所的環境。
- 難以捉摸的態度，有時會給人負面印象。
- 情緒不佳時容易表現出來，所以別忘了安排時間讓自己放鬆。

藥草

- 茉莉花、薰衣草、乳香

對應月相的藥草熏香

調和藥草及樹脂製成的香料，就是熏香。親手加進與自己月相對應的藥草及精油完成熏香之後，就能從裊裊上升的熏煙中獲得力量。大家可以試著在明月下焚香，或是在進行冥想時使用喔！

作法很簡單，將藥草及樹脂磨碎，加水揉製成團後再乾燥即可。屬於樹脂類的乳香及沒藥，自古一直被視為神聖供品，用於祭祀活動當中。

對應月相的藥草熏香

材料（約4個的分量）

乳香樹脂3g、沒藥樹脂6g、乾燥茉莉花1大匙、

月相精油10～20滴、純水適量、

模型（將3公分×7公分左右的厚紙折成三角椎）4個

作法

①用杵臼等器具，將乳香樹脂和沒藥樹脂充分磨碎。

②加入茉莉花磨碎成粉狀，並充分混合均勻。

③倒入純水直到作法②變成鬆散狀為止，使材料混合均勻。

④加入精油混合。

⑤將作法④填入三角椎模型中壓實，乾燥2～3天。

燻香法

將藥草燻香放在香爐或焚香盤上點火。藥草燻香容易熄滅，因此須不時重新點火。

※這個配方如要添加對應月相的乾燥藥草時，可利用純水分量進行調整。還可以使用對應月相的乾燥藥草來取代茉莉花。

※材料可自藥草或燻香的專賣店購得。

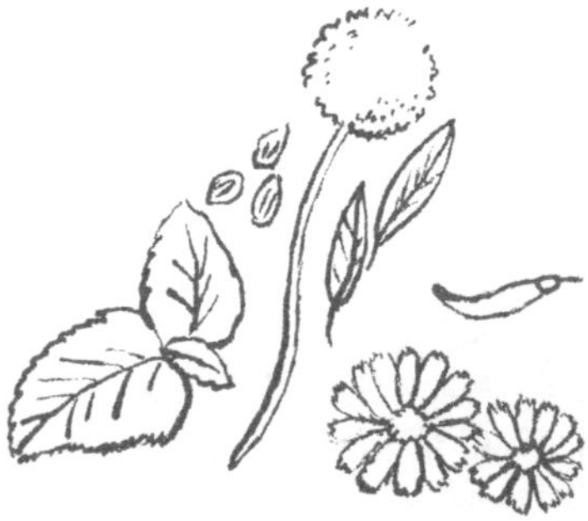

第三章

透過植物汲取星辰之力

星辰與藥草的關係

正如「向星星許願」這句話所言，人都會抬頭望向夜空，向閃閃發光的星星許下願望。

在遙遠的過去，人們認為月亮及星辰（行星）的變化，代表著神的旨意，因此在5000年前，才會有占星術的出現。

在古希臘時代，醫術與占星術息息相關。醫學之祖希波克拉底留下一句名言，「醫療實踐應考量星辰變化」，意指過去會從星辰變化解讀體質及疾病，著手治療。

進入17世紀之後，英國的尼可拉斯．卡爾培柏（藥劑師（草藥醫生）、占星術師）運用占星術分析發生的事物，依據不同性質，將藥草歸給太陽至土星這七大行星，建構出調整身體不適的方法。

目的在於治癒人體的醫術和占星術，隨著時間逐漸轉換模式，與運用藥草接收行星力量的「藥草占星術」形成關聯。

每個行星所具備的力量，如下所述：

1. **太陽**（熱性、乾性）……自信、精力、才能、自我表現
2. **月亮**（冷性、濕性）……情緒、真實的自我、感情
3. **水星**（冷性、乾性）……知性、溝通、語言
4. **金星**（偏冷性、偏濕性）……愛情、美、喜悅、協調
5. **火星**（比太陽更強的熱性、乾性）……鬥志、熱忱、勇氣
6. **木星**（偏熱性、偏濕性）……運氣、擴張、發展
7. **土星**（冷性、乾性）……試煉、限制、自制

※西元前5世紀，古希臘恩培多克勒提倡四元素說：「土、水、空氣、火」；西元前4世紀，古希臘的亞里斯多德將四元素的屬性分類成「熱、冷、乾、濕」。藉由這些組合表示元素的性質，而行星也是以這些性質的組合進行分類。卡爾培柏將藥草分類如下，熱代表溫熱之物、冷代表冷卻之物、乾代表乾燥之物、濕代表滋潤之物。

舉例來說，實在打不起精神來時，可借助太陽擁有的「自信」及「精力」等力量。飲用太陽守護的金盞花茶，使身體充飽太陽能量。

如果希望自己能比現在更美麗的人，可借助金星擁有的「愛」與「美」之力。運用金星守護的玫瑰精油按摩全身。

相信藥草占星術，會在日常生活以及人生各種際遇上，助你一臂之力。

藉由藥草吸收星辰的力量

現在為大家介紹七大支配星，還有與其相對應的代表性藥草。藥草可以用來沖泡花草茶或作為食材，有精油的話還能好好活用，自由融入每天的生活當中。

1、賦予生命能量　太陽

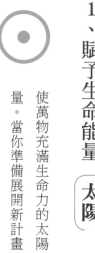

使萬物充滿生命力的太陽，能在我們想要往前跨出一步時賦予我們力量。當你準備展開新計畫、不知道應該往哪個方向邁進時，或喪失自信時，不妨汲取太陽的力量。

對應的藥草：甜橙、橄欖、金盞花、德國洋甘菊、矢車菊、番紅花、聖約翰草、日本柚子、迷迭香、月桂

2、幫助療癒內在心靈　月亮

月亮能幫我們療癒內在心靈。當不明來由心浮氣躁時、無法切換開關放鬆下來時，可以好好汲取月亮的力量。

對應的藥草：檸檬、快樂鼠尾草、檀香、茉莉花、藍花西番蓮、忍冬、乳香、尤加利、萊姆、薔薇果、繁縷

3、活化溝通　水星

水星能賦予我們溝通的能力，讓才能得以完全發揮出來。在人際方面感到壓力時、懷才不遇時、想要提升表達能力時，都能汲取水星的力量。

對應的藥草：牛至、葛縷子、蒔蘿、胡椒薄荷、纈草、茴香、馬鬱蘭、薰衣草、檸檬香茅、檸檬馬鞭草、芝麻菜、甘草、桑葉

4、使人發覺生活的喜悅　金星

金星素有愛與美的女神「維納斯」之名，能啟發人們的美學意識，以及展現魅力。想得到愛的時候、想提升戀愛運時、希望磨鍊藝術涵養及美感時，還有渴望平靜、與人連結時，都能汲取金星的力量。

對應的藥草：朝鮮薊、西洋接骨木、依蘭依蘭、小豆蔻、天竺葵、百里

香、錦葵、香草、馬鞭草、歐石楠、夏白菊、西洋蓍草、覆盆子、斗篷草、玫瑰、洛神花、野草莓

5、在必要時提供活力 火星

發出耀眼紅光的火星，可為人帶來生存下去的活力。態度消極錯失良機時、渴望升遷或考試順利時、盼望一舉得勝時，都能汲取火星的力量。

對應的藥草：大蒜、芫荽、野山楂、生薑、薑黃、龍蒿、辣椒、蕁麻、羅勒、黑胡椒、啤酒花、芥末

6、幫助拓展視野　木星

♃

號稱「幸運之星」的木星，在太陽系中變化最大，能帶來逐漸擴張的力量。想要視野更加寬廣、探尋大展身手之處、希望用正向態度面對事情時、渴望成長時，都能汲取木星的力量。

對應的藥草：茴芹、丁香、肉桂、蒲公英、菊苣、細菜香芹、牛膝草、琉璃苣、菩提、檸檬香蜂草、紅花苜宿、花梨木

7、使人勇於迎向挑戰　土星

♄

過去土星被視為距離地球最遙遠的行星，代表世界的盡頭，能帶給我們勇往向前的力量。想要克服不拿手的事物時、希望戰勝挫折變得更

堅強時，都能汲取土星的力量。

對應的藥草：紫錐花、孜然、杜松、廣藿香、毛蕊花、銀合歡、紅花、杉菜、薺菜

實現夢想的星辰香水

香氣自古即可為神（上天、宇宙）與人傳遞訊息。在古希臘甚至會用香作為神明的供品。在宗教儀式中不但會焚香，也會燃燒藥用鼠尾草淨化環境，這都是在運用香氣特有的力量。

在芳香療法中使用的精油，也會分別對應不同的行星。請大家一定要在日常生活中善用香氣，讓星辰和香氣的力量成為你的有力後援。

現在就來看看自己需要哪些力量，由此挑選出擁有這些行星力量的精油，調製成香水（111頁）或室內芳香噴霧（227頁・下方）吧！讓你輕輕鬆鬆就能沉浸在美妙的香氛之中。

※外出時需使用會引發光敏反應的精油時，必須留意不能擦在陽光直射的部位。

星辰（行星）	精油
1 太陽 ☉	甜橙、佛手柑、沒藥、日本柚子、迷迭香
2 月亮 ☽	快樂鼠尾草、檀香、茉莉花、乳香、尤加利、檸檬
3 水星 ☿	甜茴香、甜馬鬱蘭、薰衣草、醒目薰衣草、檸檬香茅

4 金星	♀	依蘭依蘭、小豆蔻、檸檬香茅、天竺葵、香草、岩蘭草、玫瑰
5 火星	♂	生薑、羅勒、冷杉、黑胡椒
6 木星	♃	丁香、肉桂、檸檬香蜂草、花梨木
7 土星	♄	絲柏、雪松、杜松、廣藿香、銀合歡

實現夢想的星辰香水

材料

遮光瓶（30㎖）、精油合計8～10滴、酒精10㎖、純水10㎖

作法

①想要汲取某些力量時，從擁有這些力量的星辰中，挑選出相對應的精油。可以搭配數種星辰的力量，但是精油最好以5種為上限。

②將精油倒入酒精中。每滴入1滴精油後，必須充分搖晃均勻，一面檢視香氣，再繼續滴入精油。加入香氣比較強烈的精油時，可以減少用量。

③使整體混合均勻後，最後再加入純水。

※熟成約1週時間後，即可降低酒精異味，使香氣更加圓潤。

※建議在3個月左右使用完畢。

香水調製配方

視目的，以星辰守護的精油作為調製配方中的主要精油，接著參考精油的效能及香氣的協調性，還能再添加進其他的精油。

・讓自己充滿自信的太陽香氛

甜橙（2滴）、佛手柑（2滴）、沒藥（2滴）、迷迭香（1滴）

＋檸檬香茅（1滴）

・實現療癒放鬆時刻的月亮香氛

快樂鼠尾草（2滴）、檀香（1滴）、乳香（2滴）、檸檬（2滴）

＋絲柏（1滴）

・提升溝通能力的水星香氛

甜馬鬱蘭（2滴）、薰衣草（3滴）、檸檬香茅（1滴）

＋丁香（1滴）、生薑（1滴）

- **增強戀愛運的美麗金星香氛**

依蘭依蘭（1滴）、小豆蔻（1滴）、天竺葵（1滴）、玫瑰（1滴）

＋肉桂（1滴）

- **志在取勝時的火星香氛噴霧**

生薑（2滴）、冷杉（2滴）、黑胡椒（1滴）

＋粗鹽1小撮

- **已經努力到不能再努力的最後手段，幸運的木星香氛**

肉桂（2滴）、檸檬香蜂草（1滴）、花梨木（3滴）

＋醒目薰衣草（2滴）

- **讓自己破殼而出的土星香氛**

絲柏（2滴）、雪松（1滴）、杜松（1滴）、廣藿香（2滴）

＋日本柚子（2滴）

其他推薦調製配方

・透過安穩香氣誘發睡意的安眠香氛

薰衣草（3滴）、佛手柑（2滴）、甜馬鬱蘭（2滴）

・需要驅散睏意與集中注意力時

尤加利（2滴）、迷迭香（2滴）、薄荷（1滴）、檸檬（1滴）

香氛沐浴鹽

材料

天然鹽3大匙、或是浴鹽1杯、精油3～5滴

※浴鹽並非鹽，而是硫酸鎂。不容易損傷恆溫加熱浴缸。

作法

想要汲取某些力量時，從擁有這些力量的星辰中，挑選出相對應的精油。

將3～5滴精油滴入天然鹽或浴鹽中混合均勻。

香氛精油冥想

一面做芳香浴一面進行冥想，星辰的力量將隨同香氣作用於深層意識。選出守護精油之外，還可以添加能強化冥想效果的精油一起使用。

守護精油

- 檀香　剔除雜念
- 乳香　呼吸通暢
- 杜松　淨化環境

作法

將4～5滴精油滴入擴香儀、熏香台或精油燈等器具中，再進行冥想。冥想前將精油滴在面紙上揮舞一下，也能散發出芳香。

精油對應的行星

精油是從植物的花朵、葉片、果皮、樹皮、根部、種子、樹脂等部位萃取出來的芳香物質。藥草葉片經摩擦後，就會散發出獨特香氣，集結香氣的油胞稱作分泌囊，破裂後精油成分便會蒸發。

嗅聞精油的香氣時，除了會帶來幸福感及放鬆感之外，芳香成分還具有藥理作用，例如可促進血液循環、抗

使用精油時的注意事項

- 不可內服。
- 避免以原液塗抹，須稀釋後使用。
- 屬於引火性物質，因此不得放置在火源旁邊。
- 開封後應放在陰暗處保存，並於1年內使用完畢。
- 柑橘類精油具有光敏性，須特別留意。
- 孕婦、病人、嬰幼兒使用前應先向專家諮詢。

發炎、催眠、殺菌、鎮靜、鎮痛等等。

與每一顆行星相對應的精油，將於以下為大家詳細介紹。

太陽守護的精油

精油	心靈	身體	注意事項
甜橙	讓心情開朗起來、放鬆、提振精神	消化器官不適、增進食欲、收斂肌膚	光敏性反應、高濃度使用
佛手柑	鎮靜、提振心情、抗憂鬱、穩定情緒	消化器官不適、消毒、乾燥肌	光敏性反應、長時間持續使用
沒藥	穩定情緒、提振精神、擺脫無精打采	抗菌、除臭、牙齦炎、呼吸道不適	懷孕期間

日本柚子	心靈：心情高揚、抗焦躁、放鬆 身體：殺菌、調節自律神經、促進血液循環、保濕 注意事項：光敏性反應
迷迭香	心靈：增進記憶力、提振精神、覺醒、強壯、抗憂鬱 身體：頭痛、暈眩、利尿、收斂 注意事項：懷孕期間、高血壓、癲癇症、嬰幼兒

月亮守護的精油

快樂鼠尾草	心靈：抗焦慮、鎮靜、放鬆 身體：頭痛、恢復體力、月經失調、刺激毛囊生髮 注意事項：高濃度使用、開車前、懷孕期間
檀香	心靈：鎮靜作用、解決壓力導致的失眠 身體：呼吸道不適、泌尿系統感染、讓肌膚變柔軟、抑制搔癢 注意事項：抑鬱狀態時

茉莉花	**心靈**：找回自信、勇氣、幸福感、放鬆 **身體**：生理痛、經前症候群、軟化肌膚、保濕 **注意事項**：高濃度使用、懷孕期間
乳香	**心靈**：抗焦慮、緩解恐懼、提振精神、緩和呼吸 **身體**：呼吸道發炎、促進消化、收斂、消毒 **注意事項**：懷孕初期
澳洲尤加利	**心靈**：平定興奮情緒、集中精神、覺醒 **身體**：殺菌、花粉症、喉嚨痛、感冒初期 **注意事項**：高濃度使用、高血壓、癲癇症
檸檬	**心靈**：提振精神、抗焦慮、提升專注力、記憶力 **身體**：促進血液循環、去角質、痘痘、粉刺 **注意事項**：光敏性反應、高濃度使用

水星守護的精油

甜茴香	心靈：鎮靜、抗壓力 身體：健胃、解毒、類雌激素、更年期 注意事項：懷孕期間、哺乳期間、嬰幼兒、癲癇症、女性生殖器官疾病
甜馬鬱蘭	心靈：消除孤獨感、抗焦慮、鎮靜 身體：肌肉痠痛、頭痛、失眠、促進血液循環、挫傷 注意事項：懷孕期間、開車前
薰衣草	心靈：鎮靜、穩定、放鬆 身體：穩定中樞神經、燒燙傷、頭痛、皮膚發炎 注意事項：開車前
醒目薰衣草	心靈：提振精神、專注 身體：鎮痛、肌膚發炎、呼吸道不適 注意事項：懷孕期間

檸檬香茅	心靈：帶來活力、提振精神、振奮心神 身體：增進食欲、消化不良、肌肉痠痛、平衡皮脂 注意事項：敏感肌、高濃度使用

金星守護的精油

依蘭依蘭	心靈：鎮靜、穩定衝擊及不安、找回自信 身體：調整賀爾蒙平衡、殺菌、消毒 注意事項：低血壓、過度使用、敏感肌、懷孕初期
小豆蔻	心靈：強化精神層面、鎮靜、帶來滿足感 身體：去痰、抗黏膜炎、抗發炎、增進食欲 注意事項：高濃度使用
檸檬香茅	心靈：抗憂鬱、改善情緒、提振精神 身體：預防感染、消毒、抗病毒 注意事項：高濃度使用

天竺葵	**心靈**：消除不安、減輕壓力、改善情緒 **身體**：調整賀爾蒙、更年期障礙、平衡皮脂 **注意事項**：敏感肌、懷孕期間
香草	**心靈**：幸福感、安眠、鎮靜 **身體**：不可用於按摩等方面 **注意事項**：刺激
岩蘭草	**心靈**：鎮靜、緩解壓力、失眠 **身體**：消毒、風濕、強身健體、乾燥肌 **注意事項**：對禾本科過敏
玫瑰	**心靈**：擺脫無精打采、帶來愉悅感、穩定情緒 **身體**：調整賀爾蒙平衡、活化消化器官、老化肌、皮膚發炎 **注意事項**：懷孕期間

火星守護的精油

生薑	**心靈**：提振精神、給予刺激、行動力 **身體**：促進血液循環、肌肉痠痛、消化不良、抗感染 **注意事項**：懷孕期間、皮膚刺激反應
羅勒	**心靈**：清晰思緒、感覺不暢快時、消解精神疲勞 **身體**：促進消化、蚊蟲叮咬、痘痘肌、肌肉痠痛 **注意事項**：懷孕期間、敏感肌
冷杉	**心靈**：淨化精神層面、消除不安、提振精神 **身體**：殺菌、抗感染、呼吸道不適 **注意事項**：無特別注意事項
黑胡椒	**心靈**：提振精神、刺激、活化身心 **身體**：抗感染、噁心想吐、強健循環器官、促進血液循環 **注意事項**：懷孕初期、敏感肌、肝臟疾病

木星守護的精油

丁香花苞	心靈：心情高揚、恢復記憶力 身體：抗菌作用、因牙痛或緊張所造成的頭痛、虛寒體質 注意事項：高濃度使用、幼兒、懷孕期間、哺乳期間
肉桂	心靈：疲勞時、衰弱時 身體：促進消化、改善腰痛及虛寒體質 注意事項：懷孕期間、哺乳期間、嬰幼兒、高濃度使用
檸檬香蜂草	心靈：抗不安、抗憂鬱、鎮靜 身體：強心作用、解熱、健胃 注意事項：懷孕期間、敏感肌
花梨木	心靈：抗壓力、減少批判性思維、消除沮喪 身體：強化免疫力、殺菌、消毒、頭痛、無法適應時差 注意事項：無特別注意事項

土星守護的精油

絲柏	**心靈**：鎮靜、消除心煩氣躁或易怒現象 **身體**：調整體液平衡、收斂、呼吸道不適 **注意事項**：高血壓、懷孕期間
雪松	**心靈**：抗不安、鎮靜、提振精神 **身體**：呼吸道發炎、使皮脂分泌正常、殺菌消毒 **注意事項**：懷孕期間、哺乳期間
杜松	**心靈**：淨化情緒、提振精神、增加勇氣 **身體**：虛寒體質、利尿、排毒 **注意事項**：懷孕期間、長期使用、腎臟疾病
廣藿香	**心靈**：消除情緒不安、鎮靜、催情 **身體**：殺菌、肌膚粗糙、軟化皮膚、利尿 **注意事項**：高濃度使用、敏感肌

銀合歡	心靈：抗憂鬱、鎮靜、穩定情緒 身體：不可用於按摩等方面 注意事項：高濃度使用

與星辰（行星）相對應的植物一覽表

植物還能用來沖泡花草茶或當作調味料。例如打算一決勝負的日子，可在咖哩裡加入火星守護的辛香料（大蒜、芫荽、生薑、薑黃、辣椒），透過飲食或飲品加以吸收。

星辰（行星）	植物
1 太陽 ☉	小米草、歐白芷、甜橙、橄欖、金盞花、德國洋甘菊、矢車菊、番紅花、聖約翰草、佛手柑、甜橘、沒藥、日本柚子、迷迭香、月桂、核桃、米、蜂蜜、向日葵

2 月亮	白千層、檸檬、快樂鼠尾草、檀香、茉莉花、綠花白千層、藍花西番蓮、忍冬、乳香、尤加利、萊姆、花梨木、高麗菜、繁縷、光果拉拉藤、豆類、綠茶
3 水星	奧勒岡、葛縷子、薄荷、蒔蘿、胡椒薄荷、纈草、安息香、茴香、馬鬱蘭、香桃木、薰衣草、醒目薰衣草、檸檬香茅、檸檬馬鞭草、芝麻菜、甘草、桑葉
4 金星	朝鮮薊、西洋接骨木、依蘭依蘭、黃花九輪草、小豆蔻、貓薄荷、香茅、天竺葵、百里香、櫻桃、錦葵、香草、馬鞭草、歐石楠、夏白菊、岩蘭草、西洋蓍草、覆盆子、斗篷草、玫瑰、洛神花、野草莓、桃子、艾蒿、蘋果
5 火星	金雀花、大蒜、芫荽、野山楂、生薑、薑黃、龍蒿、辣椒、蕁麻、羅勒、冷杉、黑胡椒、啤酒花、芥末

6 木星 ♃

茴芹、丁香、肉桂、蒲公英、菊苣、細菜香芹、牛膝草、琉璃苣、旋果蚊子草、菩提、檸檬香蜂草、紅花苜宿、花梨木、葡萄

7 土星 ♄

紫錐花、孜然、絲柏、雪松、杜松、廣藿香、毛蕊花、銀合歡、紅花、杉菜、薺菜

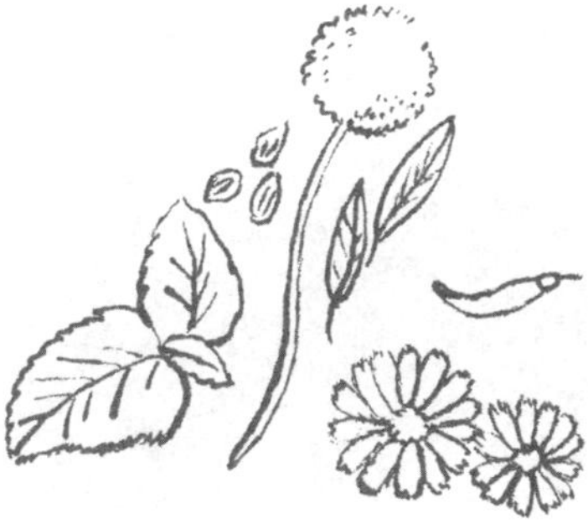

第四章

藥草調製月曆

在需要喘息的時刻

在日常生活中，能夠輕鬆汲取大自然力量的方法，就是喝花草茶。在忙碌不停的日子，偷閒喘口氣的時間，除了可以讓身心放鬆一下之外，還有助於提升工作效率。花草茶是利用藥用植物的葉片、種子、花朵、根莖、樹皮等局部或全草，在新鮮（生）或乾燥（乾）的狀態下，用泡茶的方式萃取出來。喝花草茶不但能享受其風味和香氣之外，還可以吸收到藥草的效能。而且多數花草茶皆不含咖啡因（含量極少），因此晚上也能放心飲用。

花草茶原本就是處方藥

花草茶的源起，傳說是古希臘的希波克拉底（西元前460～370年左右），為治療疾病因而煎煮藥草，作為處方用藥。另外，印度的阿育吠陀以及中醫，同樣會運用藥草作為治療手法之一，一直留有喝茶的傳統文化。這些方式都是藉由植物的力量，強化人類的自然治癒力，目的都是為了療癒身心。

隨著近代醫學的發展，藥草療法曾一度自醫療舞台上消失，但在近年來，花草茶愈來愈普及常見，讓人開始重新重視天然花草的必要性。

花草茶備受期待的7大效力

相信每一個人都不希望需要吃藥或上醫院，每天健康度日。若能好好了解藥草效能，用來保健身體，一定有助於改善日常不適症狀、打造健康體魄。花草茶備受期待的效能如下所述。

①抗氧化

就像金屬一生鏽，便無法正常運作一樣，當我們受到體內多餘活性氧影響，就會引發氧化現象，導致生活習慣病及老化。不想讓體內生鏽的話，關鍵在於善加發揮體內的

「抗氧化作用」，才能抗老化又能健康長壽。

由於活性氧會隨著年齡自然增加，所以最理想的方式是，每天攝取唇形科或繖形科的藥草，因為這些藥草皆內含多酚，抗氧化力最佳。

②抗糖化

糖化起因於血糖急劇上升，以及糖分攝取過剩，與體內多餘蛋白質結合後所引發。糖化反應之後，細胞等都會劣化，還會使肌膚形成斑點、皺紋、黯沉。目前更有研究指出，糖化除了與動脈硬化息息相關之外，也與白內障及阿茲海默症有關係。

許多藥草都有抑制糖化的效果，其中又以德國洋甘菊內所含有的多酚，也就是「Chamaemeloside」的抗糖化作用最是遠近知名。

③維持並提升自我免疫力

維持人類原始的健康狀態、預防疾病、修復受損細胞使之再生的能力，就是自我免疫力。在年紀增加、睡眠不足以及壓力等因素影響下，會讓我們難以發揮自我免疫力。

免疫力下降，不僅會容易感冒、經常疲勞、受傷後不易痊癒，甚至還會引發癌症。而織形科以及唇形科的藥草當中，許多都具有提升免疫力的效果。

④放鬆

電腦及手機普及後，生活變得更加便利，但在另一方面，因為長時間使用電腦及手機，使人長期處於緊張狀態，自律神經容易失調。長期處於壓力之下，免疫力也會變差。許多藥草都具有鎮靜作用，香氣會直接作用於大腦，有助於調整自律神經。喝杯花草茶，就能喚醒身體與生俱來的自癒能力。

⑤提振精神

像是在工作或家事的空檔，睏意襲來時，喝杯花草茶可以讓人精神一振。花草茶不含咖啡因，所以不必擔心刺激胃部或是妨礙睡眠等問題。利用薄荷或迷迭香這類藥草的清爽香氣，讓注意力提升，使身心充滿活力。

⑥促進代謝

當代謝減慢，體內老廢毒素囤積，就會導致身體不適。具利尿作用以及強壯作用的藥草，不但可以促進代謝，還具有減肥以及排毒，甚至於消除虛寒和水腫的效果。針對代謝的問題，大家都知道生薑及茴香的成效最佳。

⑦植物化學成分的攝取

植物持有的顏色、香氣以及澀液等等當中，內含所謂的植物化學成分，當我們攝取進體內之後，能幫助維持並增進身體健康。例如能抗氧化、提升免疫力等等，會為身體帶來許多助益。

花草茶的沖泡方式

乾燥藥草（乾）好？還是新鮮藥草（生）好？

乾燥藥草四季皆可取得，也會以茶包型式於市面上販售。其實乾燥藥草的藥效，比新鮮藥草更易顯現。乾燥藥草應連同乾燥劑裝入罐子或瓶子中，密封起來保存於陰暗場所，並需儘早飲用完畢。放在冷藏庫保存時，取用之際會因為溫度變化而導致結露。遇到藥草長蟲時，還是可以改作其他用途，例如用來泡澡。

新鮮藥草可以自行栽培，也可以上賣場購買。新鮮藥草的好處是，香氣明顯且顏色好看，但是新鮮度還是主要重點。另外，新鮮藥草大力清洗後，葉片背面的精油成分會流失，因此只要將髒汙輕柔洗去即可。

藥草中有些香氣成分經乾燥後才容易散發出來（例如檸檬類的香氣等等），所以乾燥藥草與新鮮藥草的風味截然不同。

沖泡方式

將藥草倒入沖泡壺中，注入熱水後，立即蓋上蓋子靜置1～5分鐘。

- 沖泡乾燥藥草時，每1杯（200㎖）大約需要使用滿滿1茶匙的藥草。
- 沖泡新鮮藥草時，大約需要比乾燥藥草多3倍的分量。
- 熱水在注入沖泡壺的期間，溫度會下降變成95～98℃，此時的溫度最為恰當。溫度低至80℃以下時，有些成分恐會無法萃取出來。
- 蓋上蓋子，是為了防止萃取出來的成分隨著香氣一同蒸發。尤其新鮮藥草的香氣是主要重點，因此請別忘了要蓋上蓋子。
- 萃取時間的參考依據：【花朵類藥草】1～2分鐘。【葉片類藥草】2～3分鐘。【根部以及果實等堅硬部位的藥草】3～5分鐘。

飲用時機

舉凡早、中、晚、睡前等等的時間，想喝就盡情品嚐最為理想，視不同目的，飲用時最好留意一下下述的注意事項：

- 增進食欲或是想要抑制糖類吸收時，於餐前飲用。
- 就寢前避免飲用利尿作用強的花草茶，能促進消化系統運作的藥草茶，應於中午前飲用。
- 具顯著安眠以及鎮靜效果的花草茶，須避免在需要專注力的前一刻，例如在開車前飲用。
- 可以看出美肌及整腸效果的花草茶，可於晚餐後或睡前飲用。
- 避免在睡覺前一刻喝花草茶，或是飲用溫熱的花草茶。否則胃部會開始運作，反而會使人清醒過來。
- 藥草並非藥物，因此懷疑自己生病時，請馬上前往醫院求診。

飲用期間

希望看出成效而飲用花草茶時，只要每天持續喝，一定能親身感受到變化。身體不適的人，也許喝個幾天就會感覺到效果。想要養顏美容的人，在肌膚周期性代謝的這28天內，最好要持續飲用。除了一部分需要連續服用的藥草之外，多數藥草長期飲用皆無妨，因此感覺需要的時候，請視需求飲用即可。

自己就能簡單調製的花草茶

調製藥草茶時，可依照不同目的挑選藥草，讓各式藥草相輔相乘，將各自的力量發揮出來。喝過花草茶之後，覺得很美味又很有效的話，即可證明這個調製配方將藥草的力量完全發揮出來了。

「有哪些藥草不適合調製在一起嗎？」曾經有人這樣向我問起。

例如迷迭香會使人清醒，德國洋甘菊具有鎮靜作用，像這樣效果相反的藥草，調製在一起便很難發揮出各自的效果。但是這兩種藥草都能使體溫升高，雖然喝起來的氣味有些特殊，但是對於想要改善虛寒體質的人應該很有幫助。並沒有特別禁止搭配在一起的藥草，這點希望大家能夠謹記在心。

調製方式

挑選藥草的方法，主要有3種。請大家作為參考，試著搭配不同藥草調製看看。

① 參考效能作挑選——維持身心健康

感冒	紫錐花、西洋接骨木、生薑、薄荷、德國洋甘菊、菩提、西洋蓍草
咳嗽	德國洋甘菊、茴香、西洋接骨木、百里香、車前草
消化器官不適	德國洋甘菊、薄荷、金盞花、茴香、檸檬香蜂草、檸檬馬鞭草
便祕	蒲公英、洛神花、玫瑰、薔薇果、薄荷
排毒	蒲公英、西洋蓍草、檸檬香茅
花粉症	蕁麻、紫錐花、南非國寶茶、西洋接骨木、德國洋甘菊、薄荷
緩解神經緊張	聖約翰草、胡椒薄荷、檸檬馬鞭草、啤酒花、薰衣草
失眠	德國洋甘菊、藍花西番蓮、纈草、啤酒花、菩提、檸檬香蜂草
祛邪避凶	西洋蓍草、西洋接骨木、茴香、蒔蘿、藥用鼠尾草
愛與美的力量	玫瑰、迷迭香、馬鬱蘭、薰衣草、金盞花

② 依照風味作挑選——用來轉換心情、搭配料理或點心

檸檬類	檸檬香蜂草、檸檬香茅、檸檬馬鞭草
薄荷類	胡椒薄荷、綠薄荷
甜味類	甘草、茴芹、德國洋甘菊
花朵類	洛神花、玫瑰、菩提、德國洋甘菊、金盞花、茉莉花
果實類	覆盆子、黑胡椒、接骨木莓、薔薇果

③ 根據靈感作挑選——希望盡情享用花草茶時

將裝有藥草的容器陳列於眼前，閉上雙眼，默唸「現在能賦予我力量的藥草是哪一種？」再挑選出握在手中的藥草。

綜合花草茶的藥草種類

再依照下述作法，將不同時候所需的藥草種類調製在一起。

① 1種

稱作單方藥草或簡方藥草，想要改善某些症狀時，傳統作法會飲用單一種類的花草茶。想要了解不同藥草的風味，第一步可以先從一種藥草開始嘗試看看。

② 2～5種

藥草經調製後，能將彼此的力量激發出來。針對某種味道會感到有些排斥時，有時利用其他藥草調整口味加以調製之後，就會變得容易入口了。自行調製花草茶時，以2～5種藥草最容易調整風味。

③ 5種以上

適合進階者運用。可抑制特殊氣味，使風味的層次突顯出來，因此市售的綜合花草茶，多數都會將5種以上的藥草調製在一起。請大家先掌握住每一種藥草特性後，再來挑戰看看。

藥草分量

① 分量全部相同

一開始推薦大家依照相同的比率調配花草茶。感覺某些藥草風味強烈時，再調降比例即可。

例）改善便祕的藥草配方：玫瑰（1）、薔薇果（1）、洛神花（1）

② 視效能及風味選出主要藥草後調高分量

像是希望看出效果，卻排斥這種風味的藥草，可少量添加個人喜歡的藥草進行調整。

例）排毒的藥草配方：蒲公英（3）、薄荷（1）、檸檬馬鞭草（1）

③ 隨意搭配喜歡的藥草

配方範例

剛開始學習如何調製花草茶的人，有4種配方要推薦給大家。一開始先用這樣的配方作為基底，再加進個人喜歡的藥草即可。如果買得到新鮮藥草，也能直接用來調製。甚至還可以將乾燥藥草和新鮮藥草調製在一起。

平穩

德國洋甘菊（1）、綠薄荷（1）

令人驚豔的是，雖然只加入了2種藥草，風味卻相當有層次、容易入口，十分推薦給剛開始接觸花草茶的人飲用。沖泡時間比一般的花草茶短，大約1分鐘即會散發出風味來。睡前隨手沖泡來喝，相信能讓人一夜好眠。

這款綜合花草茶一年四季都能美味品嚐，不過在秋天至冬天這段期間，可以加入多一點德國洋甘菊，會讓人心情更加平靜；春天至夏天這段時期，綠薄荷可以多加一些，感覺會更加清爽。

熱情

玫瑰（2）、薔薇果（1）、洛神花（1）

這款花茶草會因為花色素苷的關係，呈現出耀眼吸睛的紅色。雖帶酸味，卻容易入口，屬於人人喜愛的綜合花草茶。

感冒初期、宿醉時，可以等到溫度下降至不會燙口的程度再喝下，好好地流一身汗。

肌膚缺少光澤，或是身體疲勞時、想要加強基礎體力時，都十分推薦大家飲用。

淨化

西洋接骨木（1.5）、紫錐花（1）、蕁麻（1）、西洋蓍草（1）

這款可說是專門用來治療花粉症的綜合花草茶，可從體內加速淨化。下班搭公車發現身旁有人感冒時，回家後要馬上飲用這款綜合花草茶，全力擊退感冒。

配方中的每一種藥草，無論外觀或是味道都不搶眼，但是調配在一起之後，功效卻不容置疑。

安眠

菩提（2）、檸檬馬鞭草（2）、薰衣草（1）、檸檬香蜂草（1）

身心相當疲勞，有時卻很難進入休息模式，無法安穩入眠。這款綜合花草茶具有鎮靜效果，能帶來優質睡眠，配方中全是香氣迷人的藥草，還有助於調整腸胃健康。過於強烈的香氣反而會造成反效果，因此一開始薰衣草的用量些許即可。等到習慣之後，再依個人喜好增加藥草比例。

綜合花草茶月曆

不同時節為大家推薦的綜合花草茶各不相同。接下來以二十四節氣為基礎，再加上必須留意健康狀態的四個土用期，以及幾個女巫的祭祀日，為大家介紹適合的綜合花草茶。大家可以依據這些配方，再添加個人喜好的藥草，調製出獨一無二的花草茶。

春

立春

綠茶（1）、梅花花瓣（3片）。一說到立春，一定會提到用早晨汲取的若水沖泡而成的福茶，是相當吉祥之物。再讓梅花花瓣飄浮在沖泡好的綠茶上。

雨水

蕁麻（1）、西洋接骨木（1）。就算沒有花粉症的困擾，也可以改善過敏的問題。這款綜合花草茶堪稱黃金組合。

驚蟄

艾蒿（1）、朝鮮薊（1）。展開體內淨化時，建議飲用這款帶苦味的綜合花草茶。

春分

紫花地丁的鮮花（1）、蒲公英的鮮花（1）。利用可食用的花、富有太陽力量的花，沖泡成新鮮花草茶。

清明

蒲公英（1）、檸檬香蜂草（1）。新生活展開之際，可使代謝與吸收達到平衡。

穀雨

綠茶（2）、歐石楠（1）。在八十八夜這一天用來防護紫外線的傷害。綠色加上粉紅色的視覺效果，也是相當特別的組合。

春之土用

新鮮的德國洋甘菊（1）、新鮮的蘋果薄荷（1）。對抗五月憂鬱症（4月為日本新生入學或公司新人報到的時期，經過一個月後，在5月分出現不適應的憂鬱症狀，總稱為五月憂鬱症）以及精力消退，就從一天喝一杯綜合花草茶做起，讓心情舒暢。

夏

貝爾丹火焰節

馬鞭草（1）、蕁麻（1）。在女巫舉行祭祀的沃普爾吉斯之夜，都會來杯淨化用的花草茶。

立夏

新鮮的虎耳草（1）、新鮮的車前草（1）。樸實的藥草力量大幅增強的季節。可沖泡成新鮮的花草茶。

小滿

南非國寶茶（2）、藥用鼠尾草（1）。5月的藥用鼠草能使人常保健康，再加上美容養顏效果最卓越的南非國寶茶。

芒種

檸檬香茅（1）、檸檬馬鞭草（1）。在這個情緒容易起伏不定的時期，這樣的組合搭配最適合調整情緒。

夏至

聖約翰草（1）、金盞花（1）。太陽力量變強大的日子。這款綜合花草茶中的2種藥草，皆內含強大的太陽能量。

小暑

新鮮的錦葵（3）、可爾必思（1）。將可爾必思與冰塊倒入玻璃杯中，再以高濃度萃取的錦葵茶加以稀釋，即可調製出美麗漸層的飲品，能保護胃部黏膜。

大暑

菩提（1）、德國洋甘菊（1）。用來保健吹冷氣造成的虛寒體質，飲用時應保持微溫狀態。

夏之土用

洛神花（1）、薔薇果（1）。攝取礦物質豐富的紅色花草茶，打造出不畏酷暑的體質。

秋

收穫祭（凱爾特人的豐收節）

檸檬香茅（1）、蒲公英（1）。慶祝第一次收成。切記要想收穫就得先付出。將老廢物質排出體外。

立秋

新鮮的羅勒（1）、新鮮的迷迭香（1）。感覺很像是一道料理，但是泡成花草茶飲用之後，可以品嚐到新鮮的辛香風味。

處暑

新鮮的馬鞭草（1）、新鮮的蘋果薄荷（1）。吸收這2種藥草旺盛的生長力。

白露

枇杷葉（2）、肉桂（1）。這時期依舊暑氣難消，令人疲勞困頓。這款枇杷葉熱茶可以消暑去熱，而且用熬煮的效果更佳。

秋分

台灣薑苡茶（1）、枸杞（1）。開始變乾燥的時期。需要好好保養一下夏天受損的肌膚。將台灣薑苡茶熬煮好了之後，再加入枸杞。

寒露

菊花（1）、中國茶（1）。趁著秋天這個當令時期，好好享用有吉祥意涵的菊花。

霜降

玫瑰（1）、薔薇果（1）。夜晚的時間變長的時期，睡前可以飲用這款美肌效果極佳的配方。

秋之土用

菩提（1）、德國洋甘菊（1）。夏季疲勞一湧而上的時期。這款花草茶能讓胃部及心臟慢慢吸收力量，開始運作。

冬

薩溫節

馬鞭草（1）、西洋接骨木（1）。在一年的末尾，利用這款花草茶發揮驅魔避邪與預防感冒的雙重效果。

立冬

紅茶（2）、肉桂（0.3）、小豆蔻（0.3）、牛奶（依個人喜好適量即可）。冷風襲來的季節，將紅茶細心熬煮成印度奶茶，讓人由內而外暖和起來。也可以另外加入牛奶。

小雪

銀杏（1）、檸檬香蜂草（1）。可以解決血液循環不良的問題。檸檬的香氣會讓人更容易入口。

大雪

番紅花（1）。具有絕佳的溫熱效果。一大早喝下這杯金黃閃耀的花草茶，展開充滿希望的一天。

冬至

生薑（1）、日本柚子皮（1）、蜂蜜（2）。不但很吉利，又能讓氣循環，使體溫升高。將材料倒入杯中再注入熱水即可，趁著師走讓人喘息片刻。

元旦

紅茶（2）、肉桂（1）、陳皮（1）。以紅茶作基底，從元旦飲用的屠蘇中，添加兩種辛香料調製成印度奶茶。

小寒

金盞花（1）、檸檬馬鞭草（1）。接連大啖美食的胃部，就用可使人心情舒暢的顏色和香氣好好保健一下。

大寒

西洋接骨木（1）、西洋蓍草（1）。一年內最刺骨難耐的日子。必須好好保暖身體，驅除陰氣。

冬之土用

紫錐花（1）、德國洋甘菊（1）。容易感冒的時期。要好好呵護心靈，提升免疫力。

飲用花草茶時的注意事項

藥草具有各式各樣的功效，會對身體造成影響，飲用時多少需要留意一下。還不習慣飲用花草茶的人，藥草的影響會明顯反應在身體上，有時藥草成分也會帶來不良的影響，因此除了自己喝之外，若要推薦其他人飲用花草茶時，請務必向對方確認下述事項。

- 同時使用的藥物
- 是否處於懷孕期間、哺乳期間（孕婦若要飲用請遵循醫師指示）
- 是否有正在治療的疾病
- 是否會過敏

另外，若有出現下述表格所提到的疾病、症狀以及過敏現象時，在使用上必須特別留意，諮詢醫師的指示。另外關於長期持續攝取、用量、年齡上的限制，以及其他攝取方面的注意事項，也會提供給大家作參考。

各種藥草的注意事項

植物名稱	使用禁忌
朝鮮薊	膽管障礙、膽結石、對菊科過敏
歐白芷	孕婦、糖尿病
紫錐花	孕婦、對菊科過敏
銀杏	孕婦、兒童、有時會引發頭痛或腹痛
金盞花	懷孕初期、對菊科過敏
藥用鼠尾草	孕婦、連續攝取最多2週時間
德國洋甘菊	對菊科過敏
杜松子	孕婦、腎臟疾病、1天最多飲用3杯
生薑	孕婦、兒童大量攝取
人參	孕婦、哺乳期間、高血壓、糖尿病、與咖啡因併用時須特別留意
羅勒	孕婦、幼兒、嬰兒、長期連續攝取
刺蕁麻	孕婦、長期連續攝取
聖約翰草	兒童、與藥物併用（口服避孕藥、抗凝血劑、強心藥、抗心律不整藥、抗愛滋病毒藥物、氣管擴張劑、癲癇藥）、長期連續攝取
百里香	孕婦、長期連續攝取、大量攝取
蒲公英	膽囊炎、腸阻塞、對菊科過敏

植物名稱	症狀
聖潔莓	孕婦、兒童、與口服避孕藥併用
蕁麻	孕婦、幼兒大量攝取、連續服用超過1個月
藍花西番蓮	孕婦、開車前
纈草	孕婦、開車前、連續攝取最多2週時間、一天最多飲用2杯
茴香	懷孕期間大量攝取、兒童
旋果蚊子草	兒童、對阿斯匹靈過敏、一天最多飲用1杯
西洋蓍草	孕婦、大量攝取、對菊科過敏
覆盆子葉	懷孕初期～中期
薰衣草	懷孕初期、高濃度攝取
光果甘草	孕婦、高血壓、心臟疾病、肝臟疾病
檸檬香茅	懷孕期間大量攝取
檸檬馬鞭草	大量攝取
檸檬香蜂草	懷孕期間大量攝取
玫瑰	懷孕期間長期持續攝取
迷迭香	孕婦、高血壓、長期持續攝取
洛神花	孕婦

第五章

藥草飄香的餐桌

食物會創造未來

飲食文化充滿各式各樣的樂趣，除了味道、香氣，還有與同桌共餐者開心地談天說地。而且攝取進體內的營養，也會融入自己的身體。

全球化的現代，全世界的美味食物都能輕鬆入手。假若世界上其他人，想要擁有和日本同等的飲食生活，據說需要1・62個地球才足夠（引用自《Japan Ecological Footprint Report 2012》）。不過大家也不能忽略，便利的飲食生活，也伴隨著物流所衍生的廢氣及包裝，這些都會對地球環境造成負擔。

約莫100年以前，餐桌上完全看不見進口食品的踪影，使用地區食材是理所當然之事。當令食材地產地消，實踐身土不二（攝取該季節在當地栽培的作物以維持健康）的原則。而且，不需要長距離運送，對地球環境也不會造成負擔。

雖然生活在城市中，但是我們必須意識到一點，應當珍惜大自然的一切，才會對自己的身體有益、對環境有幫助。地產地銷很容易實現，就是自己親手培育食材。大家可以試著利用小小的盆栽，在廚房一隅種些藥草來豐富餐桌。請大家試著在充滿季節感的餐桌上，點綴一些香氣洋溢的藥草吧！

隨順太陽二十四節氣的飲食，還有助於管理身體健康。

此外，參考月亮節奏設計菜色，也不失為一種樂趣。

接下來就為大家介紹，運用各種香料蔬菜及藥草、能夠充分運用大自然菁華的食譜。

太陽的食譜

春分

山菜的苦味，可幫助我們將冬季期間囤積在體內的老廢物質排出體外，還內含大量植物化學成分，所以大家應該充分享用當令食材。莢果蕨吃起來不會太澀，方便運用於料理當中。遼東楤木的嫩芽同樣能美味享用。

✦春分的山菜義大利麵（2人份）

材料

義大利麵160g、莢果蕨10根、蝦子10隻、小番茄8個、蒜頭2瓣、辣椒1根、橄欖油2大匙、鹽適量

作法

①莢果蕨切除根部堅硬的部分，將髒汙徹底洗淨。
②蒜頭切片，辣椒去籽備用。
③將煮麵水煮滾，加入鹽（分量外），開始煮義大利麵。
④橄欖油倒入平底鍋中勻開，倒入蒜頭加熱。
⑤爆香後暫時離火，以免蒜頭燒焦，並加入辣椒備用。
⑥蝦子加入正在煮麵的鍋子裡，麵快煮好的1分鐘前再加入莢果蕨。
⑦平底鍋再次以小火加熱，倒入去蒂的小番茄，還有煮好的義大利麵、蝦子、莢果蕨。
⑧用鹽調味。

夏至

來為燭光夜準備便當吧！在幽暗的光線下，準備的菜色應當比平時的料理更重口味一些、更具口感一點，才會更顯美味。

糙米帶硬殼，正常煮熟也不容易消化吸收，因此可以事先乾煎，或是讓糙米發芽後，再用來煮飯。

Râpées這道法式熟食，一般都是用紅蘿蔔烹調而成，這次要為大家介紹的食譜，卻是使用了白蘿蔔乾，吃起來會更有口感。

燭光之夜的便當

◆發芽糙米飯糰

材料

無農藥糙米360㎖、溫水適量、鹽14小匙（煮飯用）、海苔適量

作法

①糙米洗淨去除雜質，倒入保鮮盒中，淋上溫水超過糙米高度5公釐左右為止。

②蓋上蓋子，早晚清洗後換水。夏至時期須冰在蔬果室，約2天就會發芽。

③加入鹽，用電子鍋或鍋子煮熟。

④將大約2大匙煮好的糙米，夾在切成¼片的海苔中。糙米飯糰體積愈小愈方便食用。

※市面上有販售可用來培育發芽糙米（6小時左右），再直接烹煮的電子鍋。

✦優格味噌醬菜

材料

味噌3大匙、優格3大匙、小黃瓜、紅蘿蔔、紫蘇葉適量

作法

①味噌與優格充分攪拌直到滑順為止，倒入已消毒的附蓋容器中鋪平。

②小黃瓜和紅蘿蔔切成長條狀，加上紫蘇葉直接醃入作法①的醃料中，且須完全覆蓋。
③醃漬1小時後即可食用。

※醃料可多次使用，最後再煮成味噌湯等料理全部吃完。

✦法式白蘿蔔乾

材料

白蘿蔔乾1把、葡萄乾10g、法式醬汁3大匙（作法請參閱次頁介紹）

作法

①白蘿蔔乾泡發後，切成適口大小。
②所有材料倒入調理盆中，充分混合均勻。
③冰在冷藏庫內靜置1小時以上。

【如何泡發白蘿蔔乾】

①用水迅速沖洗掉髒汙，倒入裝滿水的調理盆中，再用濾網將水瀝乾。

②倒入調理盆中，靜置約10分鐘就會泡發成剛剛好的硬度。

※泡發的時間太久的話，鮮甜滋味會流失。用來泡發的水，也可用來煮味噌湯等料理。

【法式醬汁】

材料

橄欖油2大匙、醋1大匙、芥末醬1小匙、鹽½小匙、胡椒少許

①除了橄欖油以外的材料全部倒入調理盆中，充分拌勻。

②慢慢加入橄欖油，使之乳化。

收穫祭（凱爾特人的豐收節）、夏日麵包祭

為大家介紹兩種用來搭配麵包的抹醬，以及不用開火就能完成的湯品。只要將吃剩的麵包放入烤箱烘烤再等待降溫，即可變成麵包乾，所以在炎熱的日子，也能輕鬆完成。

✦香草奶油

材料

有鹽奶油200g、蒜頭1瓣、

新鮮香草（迷迭香、百里香、藥用鼠尾草、細香蔥、巴西利等等）2大匙

作法

①香草迅速洗淨，擦乾水分後再切成細末。蒜頭也要切末。

②將香草與蒜頭倒入放在室溫下回軟的奶油中拌勻。

✦鮪魚泥

材料

鮪魚罐頭1罐、切碎的巴西利1大匙、切碎的續隨子1小匙、切碎的百里香½小匙、美乃滋約2大匙

作法

①將鮪魚罐頭的水分瀝乾，與切碎的香草類倒在一起充分拌勻。

②試試看味道，同時在作法①中加入美乃滋（不需要全部加進去）。

✦西班牙凍湯

材料

番茄汁500㎖、小黃瓜½根、茄子½根、高湯粉1小匙、醋1小匙、橄欖油1大匙、乾燥羅勒1小匙、新鮮巴西利少許

作法

①番茄汁先冰在冷藏庫內備用。
②蔬菜大略切碎。
③作法②倒入調理盆中，拌入高湯粉、羅勒混合均勻後，靜置10分鐘讓食材入味。
④作法③的食材盛入容器中，注入番茄汁。
⑤滴入醋、橄欖油。
⑥以切碎的巴西利作裝飾。

※蔬菜還可使用番茄、洋蔥、甜椒、櫛瓜等可生食的食材。加入新鮮羅勒風味會更加清爽。

✦香草麵包乾（鹽、奶油糖）

材料

吐司6片裝的4片、橄欖油適量、奶油、鹽適量、迷迭香、百里香、鼠尾草等新鮮香草3～4大匙的細末、肉桂、砂糖適量

作法

①吐司切成6等分的細長狀後堆在一起備用。
②在2個烤盤上鋪上烘焙紙，將切好的吐司每2片緊靠在一起放在烤盤上。
③一個烤盤上的吐司淋上橄欖油，仔細撒上香草和鹽。
④另一個烤盤上的吐司塗上奶油，撒上肉桂和砂糖。
⑤以預熱至160℃的烤箱烤15分鐘後，烤箱不能打開，直接放著冷卻。

重陽

重陽是菊之節日。準備具和風特色的餐點，飽嚐秋天的樂趣吧！

菊御膳

✦菊壽司（2人份）

材料

米270㎖、生薑1小塊、白芝麻1大匙、食用菊花½包、醋1小匙、蛋絲、魩仔魚適量

【壽司醋】2大匙香草醋或米醋，加上鹽½小匙。

作法

①壽司醋的材料充分拌勻備用。生薑切成如同針一樣的細絲。

②米煮硬一點，加入壽司醋、生薑及芝麻後放涼。

③將食用菊花的花瓣摘下來過水汆燙，泡水後擠乾水分，再撒上少許的醋備用。

④醋飯盛盤，再依序以魩仔魚、蛋絲、作法③的菊花作裝飾。

◆清湯（2人份）

材料

菇類（舞菇、鴻喜菇等等）合計1包左右、鴨兒芹½把、高湯300㎖、薄口醬油1大匙、味醂2小匙、鹽½小匙

作法

①菇類去除菇柄後撕散備用。鴨兒芹切成3公分左右。

②高湯倒入鍋中，煮滾後倒入菇類、薄口醬油、味醂，再用鹽調味。

③盛入碗中，再擺上鴨兒芹。

✦春魚味噌燒

材料

春魚2塊、紫蘇葉4片、酒、鹽適量

【味噌醬】砂糖1小匙、味噌1大匙、酒1大匙
味醂1大匙、生薑½小塊

作法

①生薑磨成泥，與味噌醬的材料混合後仔細攪拌。
②春魚撒上酒和鹽，再撒上太白粉。
③油倒入平底鍋中勻開後，將春魚兩面煎熟。
④加入切碎的紫蘇葉，再沾裹上作法①的味噌醬。

秋分

秋分是感謝祖先的日子。親手製作牡丹餅作為供品吧！作法很簡單，吃起來又美味。相同作法也能用來準備春天的牡丹餅。

✦地瓜牡丹餅

材料

地瓜2根、糯米270ml

鹽2小撮、黑芝麻粉30g、砂糖15g、肉桂撒2下

作法

①糯米洗好後，泡水1個小時以上。

②地瓜去皮，切成1公分的丁狀浸泡在水中。

③將作法②倒入作法①中煮熟。

④煮好後倒進沾濕的調理盆裡，再稍微壓碎。

⑤芝麻粉、砂糖、鹽、肉桂拌勻後，倒入鐵盤中攤平。
⑥將作法④分成9等分後，將手沾濕捏成圓柱型，再擺在作法⑤上，仔細撒滿配料。
⑦將外形調整一下。

冬至

冬天絕對少不了的油，能讓身體暖和起來，享用火鍋或熱沙拉時最好運用。可以淋在冬至南瓜上，大快朵頤一番。

✦南瓜佐香味油

材料

青蔥5大匙、蒜頭1大匙、橄欖油200mℓ、醬油80mℓ、南瓜½個

作法

①橄欖油倒入小一點的平底鍋或小鍋中，再倒入切成末的青蔥和蒜頭。
②以中火加熱至冒出油泡後，轉小火加熱15～30分鐘，以免燒焦。
③待青蔥、蒜頭變成金黃色澤後，熄火再加入醬油（這種香味油可以冰在冷藏庫保存約1個月左右）。
④南瓜切成1公分左右的薄片後蒸熟。
⑤趁熱淋上香味油。

月亮的食譜

新月

新月的菜色，都是搭配了食物纖維豐富的根莖類，再加上新鮮的蔬菜。

◆小松菜馬鈴薯燉菜

材料

小松菜½把、馬鈴薯2個、鹽½小匙、有鹽奶油1大匙、水200mℓ

作法

①馬鈴薯去皮，縱切再橫切成4塊。小松菜大略切碎。

②馬鈴薯與鹽、水倒入鍋中，蓋上鍋蓋以中火加熱。

③沸騰後，加入小松菜與奶油再蓋上鍋蓋，煮至馬鈴薯變軟、小松菜變

軟爛為止。

✦蓮藕香草炸物

材料

蓮藕300g、低筋麵粉適量、炸油適量、檸檬汁適量

【麵衣】低筋麵粉50g、鹽1小撮、蛋1個、泡打粉1小匙、碳酸水30mℓ、新鮮香草（迷迭香、鼠尾草）適量

作法

①蓮藕去皮，切成1公分厚的半月形。香草切末。

②蓮藕撒上麵粉備用。

③麵衣的材料須攪拌至沒有顆粒殘留，倒入切碎的香草後再輕輕攪拌。

④趁著碳酸還沒消失前，將作法②的蓮藕裹滿麵衣，以180℃左右的油炸至金黃色澤為止。

✦塔布勒沙拉

材料

古斯米½杯

【泡發古斯米的材料】胡椒鹽少許、橄欖油½大匙、熱水適量

番茄1個、小黃瓜½根、巴西利1把、

新洋蔥或紅洋蔥½個、鹽½小匙、胡椒適量、

檸檬汁1大匙、橄欖油1大匙

作法

①古斯米、胡椒鹽倒入調理盆中稍微拌勻，再倒入½大匙橄欖油。

②注入熱水，但是分量不能超過古斯米，蓋上蓋子後悶煮約10分鐘。

③番茄和小黃瓜切成5公釐的小丁，洋蔥與巴西利切末。

④將古斯米撥散，與作法③切好的蔬菜拌勻。

⑤在作法④中拌入鹽、胡椒、1大匙橄欖油，並淋上檸檬汁。

逐漸圓滿的月亮

活躍又忙碌的時期，最適合來些簡易的菜色，這些菜色都使用了大量對美容養顏十分有益的食材。

✦番茄義大利麵

材料

整顆番茄罐頭½罐、蒜頭2瓣、乾燥羅勒、乾燥奧勒岡各½小匙、橄欖油2大匙、鹽適量、帕馬森乾酪適量、義大利麵200g

作法

①蒜頭切片。將鍋中的煮麵水煮滾。

②橄欖油和作法①的蒜頭倒入平底鍋中，開火加熱。

③待橄欖油冒泡後，用小火爆香蒜頭，以免蒜頭燒焦。
④一面將番茄壓碎，同時倒入作法③中，加入乾燥香草加以燉煮。
⑤煮麵水煮滾後加入鹽，開始煮義大利麵。
⑥煮好的義大利麵倒入平底鍋中，攪拌均勻。
⑦熄火，將1大匙橄欖油淋在所有食材上再稍微拌勻。
⑧盛盤後，撒上大量的帕馬森乾酪粉。

✦肉桂南瓜

材料

南瓜½個（冷凍南瓜需要6～8塊）、
市售的濃縮麵味露3大匙、水200㎖、肉桂撒3下

作法

①麵味露、水和南瓜倒入鍋中，蓋上鍋蓋煮熟。

②在南瓜還有硬度時先暫時熄火，全部食材拌勻後放涼。
③再度加熱，並撒上肉桂。

✦紅蘿蔔孜然沙拉

材料

紅蘿蔔1根、孜然粒1小匙、鹽少許、核桃5個、橄欖油1大匙

作法

①紅蘿蔔切成細絲，再倒入耐熱的調理盆中。核桃大略剁碎備用。
②橄欖油和孜然粒倒入小一點的平底鍋中，直到爆香為止。
③待出現少許油煙後，迅速沖入作法①裝有紅蘿蔔的調理盆中，再立刻拌勻。
④以鹽調味，並加入核桃。

滿月

形同滿月的黃色西班牙海鮮燉飯，搭配上清爽的檸檬蛋糕，營造歡樂的用餐時光。

✦高麗菜濃湯

材料

高麗菜3片、洋蔥½個、奶油1大匙、水適量、牛奶200mℓ、鹽麴1大匙

作法

①洋蔥和高麗菜切片，用奶油拌炒至軟化為止。

②加入足以淹過食材的水，倒入鹽麴，煮至蔬菜變軟為止。

③倒入調理機中攪打成濃湯狀。

④再倒回鍋中，加熱後加入牛奶，沸騰前熄火。

✦西班牙海鮮燉飯

材料

米360mℓ、海瓜子100g、高湯塊1個、蝦子3隻、番紅花1小撮、洋蔥½個、甜椒½個、水400mℓ、橄欖油2大匙、白酒30mℓ、蒜頭1瓣、胡椒鹽少許、義大利巴西利適量、檸檬適量

作法

①海瓜子與鹽水倒入平盤中，蓋上報紙讓海瓜子吐砂，接著相互摩擦以去除髒汙。

②洋蔥、蒜頭切末。甜椒縱切。

③用熱水將高湯塊融化，加入番紅花溶出紅色素。

④橄欖油倒入平底鍋中，再倒入蒜頭、蝦子，並撒入胡椒，稍微拌炒至上色為止，取出後備用（拌炒時動作要放輕）。

⑤添加橄欖油到平底鍋中，加入洋蔥、米，以中火拌炒至食材變透明為止。

⑥將米的表面攤平，整齊擺上海瓜子、甜椒、作法④中取出的蝦子，並加入白酒與作法③的湯。

⑦蓋上鋁箔紙或蓋子，以中火加熱10分鐘。

⑧待出現啪鏘啪鏘聲響後，轉大火再加熱1分鐘，熄火後悶15分鐘。

⑨義大利巴西利大略切碎，檸檬切成月牙形。

⑩打開平底鍋的鍋蓋，以作法⑨作裝飾就完成了。

※沒吃完的西班牙海鮮燉飯，也十分推薦大家加湯進去煮成燉飯。

✦米粉檸檬杯子蛋糕

材料

米粉30g、麵粉45g、無鹽奶油75g、砂糖60g、泡打粉1小匙、蛋1個、

檸檬汁½個的分量、檸檬皮屑1個的分量

作法

①將置於常溫回軟的奶油攪打至泛白為止，加入砂糖再充分混合均勻。

②將置於常溫回軟的蛋液慢慢加入（配合食材溫度以免油水分離）。

③加入過篩的粉類，直接拌勻。

④加入檸檬汁與檸檬皮屑，攪拌至出現光澤為止。

⑤倒入杯子蛋糕模型中，感覺似乎會燒焦時須蓋上鋁箔紙，以180℃的烤箱烤25分鐘。

逐漸虧蝕的月亮

自然甜味似有若無的菜色，能讓人心情平靜下來。番紅花還具有調整自律神經的效果。

✦番紅花湯

材料

洋蔥½個、紅蘿蔔½個、橄欖油1大匙、番紅花1小撮、熱水500㎖、高湯塊1個、鹽少許、義大利巴西利適量

作法

①蔬菜切絲，用橄欖油拌炒後撒上鹽，蓋上鍋蓋悶煮。
②高湯塊以熱水融化後，加入番紅花溶出紅色素。
③待蔬菜變軟後，將加入番紅花的高湯倒入鍋中煮滾。
④盛盤後，再撒上義大利巴西利。

✦蘇打麵包

材料

低筋麵粉250g、粗全麥粉20g、

泡打粉1¼大匙、切碎的迷迭香1大匙

【A】融化奶油30g、牛奶100ml、原味優格100ml、

砂糖1½大匙、鹽½小匙

作法

①粉類過篩2次。

②作法①和迷迭香倒入調理盆中，慢慢加入混合均勻的【A】，讓所有食材融合在一起。

③在烘焙紙上撒上手粉，擺上作法②。

④將整個麵團整成半圓形後，用刀子在中央劃出十字刀紋。

⑤連同烘焙紙放入180℃的烤箱中，以免麵團變形，烘烤25～30分鐘。

✦地瓜沙拉

材料

地瓜1個、核桃適量

【A】芥末醬1½大匙、美乃滋1大匙、鮮奶油1大匙、醋1大匙、楓糖1小匙

作法

①【A】倒入調理盆中拌勻備用。

②核桃大略切碎。

③地瓜整個蒸或煮至有點硬度，再切成厚1公分的¼圓形。

④切好的地瓜倒入作法①的調理盆中，充分拌勻。

⑤加入核桃。

在廚房種藥草

大家可以在廚房裡種些食用藥草，這樣在家就能地產地消。摘一枝藥草擺在料理上，就能盡情享受新鮮的香氣。最重要的是，自己栽培的藥草用起來格外有樂趣。

取得種苗

種苗可在大型量販店或園藝店購買得到。有些時候會噴灑殺蟲劑，因此買回家後不可以立刻食用。最理想的方式，是細心栽培後再行使用，否則至少也要澆水照料約1週左右，沒有殘餘毒物的疑慮後再拿來使用。

如果在超市有看到以種苗形式販售的新鮮食用藥草，可以立即使用，也能移植到土裡加以培育。

從種子開始培育

廚房裡沒用完的辛香料，同樣會發芽（發芽率會比栽培用的種子差）。可以撒在沾濕的海綿上讓種子發芽，也可以播種於土裡加以培育。或是將播種用土或小顆赤玉土倒入盆栽裡，澆水後再播種。上頭再覆蓋少許泥土後，需再次充分澆水，並且要留意直到發芽前都不能讓泥土變乾。

移植

種苗移植時所使用的花盆或盆栽，尺寸必須比剛買回來時的育苗盆更大一些，倒入培養土再進行移植，並且要充分澆水。

雖然在室內也能栽培，不過還是必須沐浴在太陽光底下才會健康生長，因此請放在窗邊照射陽光。

可以好幾種藥草混植，不過偏好乾燥土壤的藥草（百里香、迷迭香等等），應避免與需要水分的藥草（羅勒、檸檬香茅等）混植在一起。

照料

當土壤表面變乾後，再充分澆水，直到水從底部流出為止。不上不下的水量，會導致吸收不到水分的土壤變硬。請大家一邊觀察藥草的狀態，再大量給予水分。如果是在水槽等處澆水，請留意別讓土壤流進排水口，否則恐怕會造成堵塞。

收成

藥草修剪後，枝葉才會茂盛生長。但要是葉子一片都不留的話，會害藥草長不大，所以要從稍微長出來的地方剪下來使用。

像是羅勒等藥草，應該將花芽剪下使用，同時避免讓藥草開花，這樣才能長成繁茂的植栽。

最後再讓藥草開花，收成種子，才能繼續在下一季栽培藥草。

7種廚房藥草

現在為大家介紹，在廚房比較容易生長，使用機會較多的7種藥草。包含在一、二年的期間發芽、開花後，留下種子便枯萎的一、二年生植物，以及可以生長好幾年的多年生植物。

收成下來的藥草，請大家盡情用來製作料理或甜點。

● 芫荽

Coriandrum sativum　一年生植物

又名香菜、胡荽。新鮮葉片具有獨特的草腥味，卻能為中華料理或異國料理提味，十分受歡迎。種子會散發出清爽的香氣，常用於咖哩、泡菜以及魚料理當中。

播種　春天或秋天。春季播種時，有時在尚未完全長大時就開花的話，葉片會變硬，因此除了寒冷地區之外，大多適合在秋天播種。

移植　大株種苗排斥移植，所以須趁小株時移植。

照料　特性偏好水分。等到土壤表面變乾後，就要充分澆水。但是澆太多水會引發根腐病。

收成　葉片、花朵和根部皆可食用。收成種子時，須等到變成咖啡色後再剪下來陰乾。

● 百里酚百里香

Thymus vulgaris　多年生植物

防腐效果極佳，有助於消除魚類或肉類的腥臭味。可捆成法國香草束（將香草捆成一束），在燉煮料理時用來去腥或增香，不過香氣十分強烈，少量使用即可。乾燥後的百里酚百里香，也可用作酊劑的材料。

播種 不適合從種子開始栽培。

移植 從第2年起，趁春天或秋天移植至大一點的盆栽內。

照料 偏好乾燥環境。等土壤表面完全變乾後再澆水。移植後的2週內，每天都必須澆水。

收成 葉片剪下後，可用來製作料理、茶飲或酊劑。植栽長大之後，可分株繁殖。

● 細香蔥

Allium schoenoprasum　多年生植物

日文又稱作蝦夷蔥，法文名叫 Ciboulette。不適合長時間加熱。與馬鈴薯及蛋料理十分對味。也可用作麵線的佐料。粉紅色的花朵，還能撒在沙拉等料理上享用。

播種 春天或秋天。疏下來的苗也能食用，完全不會浪費。

移植 3幼苗移植成1株。

照料 等土壤表面變乾後再充分澆水。盛夏時須大量澆水。即便在冬季期間看不見踪跡，但是隔年春天一定會冒出頭來，所以用盆栽種植時，還是需要澆水避免土壤變乾。

收成 葉片從距離根部3公分的地方剪下來。

● 羅勒

Ocimum basilicum 一年生植物

多數人都是因為青醬才會知道羅勒。尤其新鮮羅勒的香氣明顯，全世界的人都會使用。應用範圍廣泛，譬如可用於義大利麵、沙拉、肉類料理等等，也會用在醬汁或奶油中增添風味。甚至花朵的部分也可以食用。

播種 春天過後，在氣溫20℃左右就會發芽。種子上方如果覆蓋大量泥土，將不會發芽。

照料 偏好陽光與水。應放置在陽光照射處，也不能缺少水分。長到20公分左右之後，須將中心的芽剪去，才會往橫向生長。

收成 長大後，葉片如果太擁擠會悶熱，所以可適時剪下來使用。

• 巴西利

Petroselinum crispum 一、二年生植物

法國香草束中不可或缺的藥草之一。市面上比較常見到捲曲的Moss Curled，但在世界各地卻是平葉的義大利巴西利比較普遍。這種藥草含有大量維生素，營養價值相當高。

播種 春天或秋天。播種前，種子須事先泡水才容易發芽。而且直到發芽前，都不能缺少水分。

照料 待土壤表面變乾後，須充分澆水。陽光太強時，葉片會變得有點硬。

收成 從長在外側的葉片開始剪下來使用。開花後植株會衰弱枯萎，因此須剪去花芽。

• 薄荷

Mentha spp. 多年生植物

在泡花草茶或做甜點時加進薄荷，即會散發出清爽的風味。搭配綠茶也十分對味。

播種 春天4月左右以及秋天9月左右。

照料 不喜歡乾燥，因此水分不能少。種在土壤裡會茂盛生長，用盆栽種植時最好每年移植到大一點的盆栽。適合在春天或秋天進行移植。如果將不同種類的薄荷混植在一起，風味交雜後將影響品質，所以建議大家不要種在同一個盆栽裡，也不要種在附近。

收成 適時剪下來使用。

芝麻菜

Eruca vesicaria　一年生植物

又名火箭菜。會釋放出微微的芝麻風味。新鮮的芝麻菜可用來做沙拉或披薩，也能料理成燙青菜或是作為味噌湯的配料，不喜歡吃藥草的人，相信也很容易接受。花朵也具有辛香的風味，可供食用。

播種　春天或秋天。播種後蓋上薄土，保持水分才會發芽。發芽率相當高，因此可大量播種於盆栽中，一面疏苗當作貝比生菜來吃，再栽培長大。

照料　偏好陽光，但是陽光過強會使葉片變硬，風味也會變差。水則要等到土壤表面變乾後，再充分澆透。

收成　可適時收成使用。長至10公分左右之後，可從外側葉片開始使用，避免開花。

第六章

魔法祕方

幸福的魔法

「痛痛飛走了」，其實這也算是一種魔法。大家會不會覺得，藉由溫柔的言語與雙手的溫度，居然能讓疼痛神奇地消失。

世界上存在許多魔法。從運用植物藥效的處方籤，以及從傳說及文獻中，都能發現到許許多多的魔法和咒語。痛苦時、希望獲得力量時、想要願望實現時，請大家務必本著一顆真誠的心來試試看這些魔法，相信你會意外地獲得一臂之力。

想要平復焦躁情緒

職場上、通勤時，還有家族聚會，身處在這類場合，都叫人心情煩躁。在這種時候有一些方法可以派上用場。

茴香籽口香糖

茴香是屬於水星的藥草，能讓我們在溝通上更順利。嘴巴規律咀嚼的動作，可以增加腦內物質血清素的分泌，使心情平靜下來。抓一把茴香籽當作口香糖來咬咬看，清爽的香氣還能減少口臭，一舉兩得。

德國洋甘菊奶茶

對付心情焦躁就喝乳製品，這是自古流傳下來的做法，喝德國洋甘菊奶茶更是成效顯著。將滿滿2茶匙德國洋甘菊倒入鍋中，以50㎖的熱水萃取出濃茶，再將100㎖牛奶加進去加熱即可。喝口德國洋甘菊奶茶，能讓身心出乎意料地平靜下來。

拋開自卑感

羨慕別人，哀嘆自己不中用，總是無法擺脫自卑感的人，不妨來嘗試看看。

找回元氣的按摩法

將2滴甜橙精油與1滴花梨木精油，加入15㎖荷荷巴油中，再用來按摩。受太陽守護的甜橙，有助於為容易給自己壓力的人找回樂觀心態與活力元氣。還可以添加能讓心情變開朗的花梨木精油。如果能請別人幫忙按摩效果更佳，或是在洗完澡後自我保養一下。

培育德國洋甘菊

德國洋甘菊號稱「植物的醫生」，可使周遭植物充滿活力。德國洋甘菊縱使遭人踐踏，還是能順利生長，展現出「謙虛」與「頑強」的態度。散發蘋果香氣的可愛花朵綻放之際，相信也具備勇於挑戰逆境的力量。建議大家可以沖泡成新鮮花草茶享用。

希望走出悲傷困境

人生都會突然遭逢悲傷境遇。等待時間療癒悲傷的同時，一定可以做些什麼，減輕心靈的沉重負擔。

療癒的藥用鼠尾草

藥用鼠尾草具有強大的療癒力量。為了緩解悲傷，將失去的那個人永遠放在心上，可以在墓地種植藥用鼠尾草供奉。藥用鼠尾草是受到聖母馬利亞祝福的藥草，相信能夠守護逝去的那個人。

南瓜濃湯

南瓜是是月亮守護的蔬菜，有助於療癒內心深層的傷痛。難過到食欲不振時，請品嚐一下加了肉豆蔻、帶著些許甜味的南瓜濃湯。南瓜也是在靈界大門敞開的萬聖節這一天，會使用到的蔬菜。

傳遞訊息的天竺葵

失去家人或寵物時，除了會悲傷落淚，還會籠罩在後悔的陰影之中。這種時候，不妨利用天竺葵精油做芳香浴進行冥想，感受一下對方捎來的訊息吧！等到心情平靜下來之後，天竺葵的香氣一定會給你有人陪伴守護的感覺。

戀愛成功

喜歡的人從不看你一眼、提不起勇氣告白時，請嘗試看看。

羅勒盆栽

栽培活力充沛的羅勒，裝飾於窗邊，喜歡的人就會來到你的面前。

夢見未來的戀人

不想再單相思，想對戀情重燃希望時，可以試試這個方法。將各1小匙的白酒、蘭姆酒、醋、水拌勻後，用來醃漬迷迭香枝，再將迷迭香枝用別針固定在衣服胸口處1日。日後出現在夢裡的人，將會成為你的戀人。這道魔法，僅限於祭祀抹大拉的馬利亞的前一天（7月21日）施展才會見效。

春藥

芫荽自一千零一夜的時代，就已經被當作春藥使用。只有在月亮逐漸虧蝕的時期採摘下來的芫荽，才具有這種效果。想辦法讓對方服下這種春藥吧！

薰衣草香包

利用乾燥薰衣草製成香包，形影不離地帶在身上。據說能讓你遇見命中注定的那個人。

竹柏結緣品

竹柏樹在日本自古即為神木，佛教更視之為金剛童子的化身，備受尊崇。將竹柏葉用半紙包起來隨身攜帶，據說就能不斷締結良緣。

胡枝子的魔法

平安時代有一種魔法，必須來到喜歡的人家裡附近，找到胡枝子花之後，將2根枝幹綁起來像手牽手一樣，這樣可以讓喜歡的人注意到自己。

野草莓

結婚後生活幸福的人，可以請對方分送野草莓苗給自己，據說可以為自己帶來戀愛的力量。

蒲公英絨毛戀愛占卜

將蒲公英的絨毛吹散，假使一吹就全部飛散的話，代表有人深愛著你；倘若有殘留幾根絨毛，表示對方有些不誠實；剩下很多絨毛的人，可能對方對你一點興趣也沒有。

追求美麗

希望自己明豔動人，不想失去美麗風采的人，非常值得一試。

山楂露水洗臉

如果妳是面容姣好的女性，在5月1日的黎明，用山楂（Hawthorn）樹的露水洗臉，就能美麗長存。

斗篷草化妝水

收集積聚在斗篷草葉片上的朝露，調製成化妝水。據說無論如何衰老的姿色，都可以藉由斗篷草的力量回春。

期盼勝出

面對勝負的關鍵時刻，藥草會發揮極大的助力。

月桂的勝利通知

從前用來通報戰爭勝利的信件，都會用月桂包裹起來。大家不妨寫下靜心等待的好消息，將月桂樹枝裝入信封裡，再寄給自己吧！

茴香的勇氣

茴香能帶給人勇氣與精力，因此傳說劍鬥士每天都會食用。不論是新鮮茴香或是茴香籽，關鍵時刻就是要拿來大嚼一把。

百里香熱水浴

百里香自古即為勇敢的象徵。羅馬士兵們最喜歡在百里香香氣四溢的熱水中泡澡。將庭院裡的百里香摘下來，裝進洗衣袋裡再用來洗熱水浴。

提升財運

這是用來召喚財運的魔法。

栽培紫丁香

紫丁香的花一綻放，財運就會變好。但是紫丁香不耐熱，所以氣候炎熱的地區最好種在盆栽裡，以便隨時移動。還要細心照料，以免枯萎。

丁香香包

製作裝有丁香的香包，外出時隨身攜帶，可以招來工作機會，讓收入增加。

抑制浪費

聽說巴西利可發揮減少浪費的效果。另外還傳聞，豆類吃下肚後就存得住錢。如能攝取這兩種食物，相信財運就會逐漸上升。

驅魔避邪

心裡毛毛的，感覺不太對勁的時候，以香草淨化氣場十分有效。

焚香

自古一直存在焚香這種做法，因為香具有淨化空間的效果，所以也可以在佛壇使用。

用芸香葉掃地

芸香的氣味別具一格，將葉片綁成束後用來清掃屋裡屋外，壞東西就會逃之夭天，還會遺留下些許特殊的味道。

歐白芷護身符

歐白芷素有大天使之名，可以撒在家中四隅，驅除不好的東西。

4種藥草護身符

分別將相同分量的蒔蘿、聖約翰草、馬鞭草、鴨兒芹倒在一起細心熬煮。再將煮好的汁液撒在玄關，邪惡之物便無法靠近。

期待遇見天使時

世界上存在各式各樣的天使，讓人滿心期待不知道哪位天使會現身眼前。

幸運草

發現長著四片美麗葉子的幸運草後，記得把它放在頭上。雖說眼睛看不見，卻不能無視它的力量。幸運草的花語還有「復仇」之意，請好好向幸運草道謝，再讓它回歸泥土。

渴望一獲千金

在日本也有埋藏寶藏的傳說，想去尋寶時，可以參考這些做法。

蕨類花朵的眼力

蕨類具有不可思議的魔力。在立陶宛有一個傳說，將蕨類的花纏在草鞋上，就能發現埋藏在地底下的金銀財寶。進入森林尋寶時，記得先找一找蕨類的花。不過蕨類原本並不會開花，所以這樣的機會可說極其罕見。

長生不老

古今東西，人人心中一直存在這樣的心願。

菊綿布

想要長保年輕又健康的話，要在重陽前一天的9月8日穿上菊綿布。紅色菊花要蓋上白色綿布、黃色菊花要蓋上紅色綿布、白色菊花要蓋上黃色綿布，隔天再用吸收了朝露的綿布擦拭臉部及身體。各色綿布市面上均有販售，挑選哪一種顏色皆無妨。

種植山茶

傳說擁有長生不老之軀的八百比丘尼，在她所愛的人全部離世後，拄著山茶杖周遊日本諸國，沿途種植山茶。若想祈願延年益壽，可以試著在庭院裡種棵山茶。

藥用鼠尾草的守護

傳聞在5月吃下藥用鼠尾草，就能長生不老。古希臘稱藥用鼠尾草為不死之藥，過去一直被視為能使人長命百歲的守護神。用來泡茶、料理、釀酒，即可飽嚐藥用鼠尾草的香氣，請大家盡情享受來自藥用鼠尾草的恩典。

迷迭香的箱子

用迷迭香的枝幹做成箱子後，只要聞一聞香氣，就會發現青春長駐的祕密。如何發掘這項祕密，敬請大家屆時再好好體會。

唐人街的長生不老藥（靈藥）

所謂的長生不老藥，就是鍊金術傳說中的萬能藥。在紐約的唐人街，就有人找到約莫150年前的藥瓶。

材料

藥瓶（500㎖）、蘆薈13g、龍膽的根莖2.3g、莪朮2.3g、大黃2.3g、番紅花2.3g、水114㎖、伏特加或琴酒240㎖

作法

①蘆薈榨汁。
②龍膽的根莖、莪朮、大黃、番紅花磨碎，與蘆薈汁拌勻。
③倒入瓶中，不時搖晃一下，靜置3天再過濾。
④過濾後的藥汁1天須飲用數滴。

占卜未來

想知道自己未來會發生什麼事時，可以試著做做看。

三色堇的啟示

將自己購買或是別人送的三色堇，數一數花瓣上的維管束，即可占卜未來。4條代表願望會實現，5條代表雖然會遇上困難卻能克服，6條代表有驚人的發展，7條代表能遇到忠誠的戀人，8條代表戀人會外遇，9條代表會有異國婚緣。

第七章

藥草一覽表

藥草使用說明

除了西洋的香草之外，生活中也常見艾蒿、蒲公英、魚腥草這類東方自古便經常使用的藥草。還有用於料理當中的丁香及月桂等辛香類，也可歸類為藥草。

從考古學家在伊拉克沙尼達爾洞穴挖掘出來大量花粉，我們可得知早在6萬年前，藥草就和人類的生活有著密切關係。長久以來，人們一直憑藉著經驗使用藥草至今，進入近代之後，才開始以科學方式分析藥草的效能，認同這種來自大自然的力量可以安心使用。

正確使用藥草，能為我們帶來意想不到的許多好處。起初先從一種藥草開始嘗試即可，視需求再陸續採買，這樣專屬於你自己的癒療藥箱就會一步步成型。遇到家人或朋友無精打采時，你便能利用暖呼呼的花草茶或香氛精油，出手為他們好好療癒一番。

現在就來為大家介紹，33種家中常備的藥草。請大家參考藥草的效能及使用方法等，讓藥草在任何場合都能活學活用。

✦紫錐花

Echinacea purpurea 菊科、多年生植物

使用部位 全草

特徵介紹 這種藥草被北美的原住民視為可內服外用的萬能藥。根部的藥效顯著。莖葉部分藥效較差，但容易入手。

適用症狀 緩解病毒性感染症以及過敏症狀。例如剛染上感冒、花粉症等。

應用方式 【酊劑】感冒時用水等液體將$1/2$小匙左右的酊劑稀釋後內服。喉嚨痛時用來漱口。消毒傷口。

【茶飲】感覺個人意志不夠堅強時。

✦西洋接骨木

Sambucus nigra 五福花科、木本植物

藥草液

和花草茶一樣，都能將藥草效能萃取出來。外用時，拉長萃取的時間再行使用。

漱口

藥草液或是喝剩的茶，使之冷卻後用來漱口。

使用部位
花朵、葉片

特徵介紹
號稱「鄉間的藥箱」、「庶民的藥箱」，從以前就是民間廣泛運用的藥草。用西洋接骨木樹枝做成的魔法杖，傳說存在強大的力量。

適用症狀
流感、感冒及花粉症。改善血液循環並促進發汗。

應用方式
【蒸氣】利用藥草液蒸氣可對付花粉症問題。
【茶飲】消除不安，還有遇到討厭的人內心紛亂時、感覺背後有一股涼意乍現時，充滿果香的甜蜜氣息能讓心情放鬆下來。

注意事項
無特別注意事項

藥草油

將 $^1/_3$ 左右的乾燥藥草倒入消毒過的玻璃瓶中，注入植物性基底油（荷荷巴油、橄欖油、甜杏仁油等等），直到完全淹過藥草為止。蓋上蓋子靜置2週時間，過濾後再行使用。放在陰暗場所可保存半年至1年。

蒸氣

將2滴精油或2大匙藥草，裝入濾茶包或高湯濾袋中，放入洗臉盆裡。注入熱水後，像是要罩住洗臉台一樣，從頭部上方覆蓋浴巾。閉上眼睛，緩緩吸入蒸氣。

✦車前草

Plantago asiatica 車前科、多年生植物

使用部位 全草

特徵介紹 中藥名稱將全草稱作車前草，種子叫作車前子。愈經踐踏，愈能將種子沾附在鞋底加以繁殖，屬於生命力很強的植物。

生長在人煙稀少處的車前草及長葉車前草，植株較大，葉片會立起來。

適用症狀 全草可鎮咳、健胃、強身。

新鮮葉片榨汁經稀釋可為漱口藥水。

應用方式 【裝飾】自古即被視為療癒效果顯著的植物，疲勞時可剪下來裝飾於屋內。

【茶飲】內心受挫時、灰心喪志時。

室內芳香噴霧

將 10㎖（2 小匙）無水乙醇倒入 50㎖ 噴霧容器中，加入 5 滴精油。充分搖晃均勻，再加入 40㎖ 純水或芳香蒸餾水。

酊劑

將 10g 乾燥藥草倒入消毒過的瓶中，注入燒酒或伏特加（35 度以上的蒸餾酒）。藥草與酒精的比例基本上應為 1：10。確實鎖緊瓶蓋後須每天搖晃，經過 2 週時間再過濾使用。可用於料理、飲品或手作化妝品中。放在陰暗場所可保存2年左右。

注意事項
無特別注意事項

✦金盞花

Calendula officinalis 菊科、一、二年生植物

使用部位
花朵、葉片

特徵介紹
又名金盞菊，和常用作佛堂供花的金盞花為同一種花。在印度從古時候便備受尊崇，會供奉於寺院或佛像等處。在西方自古便一直被當作春藥或愛情魔法使用。
在料理方面，可為卡士達醬或炊飯增添色彩。

適用症狀
含有豐富的類胡蘿蔔素及黃酮類化合物，可保護受傷的皮膚及黏膜。藥草油可治療割傷、撞傷及肌膚粗糙。還能緩解胃部發炎、月經異常

花草茶

將滿滿1茶匙藥草倒入壺中，注入200㎖熱水，沖泡2分鐘左右。詳細作法請參閱第四章花草茶的沖泡方式。

芳香浴

將4～5滴精油滴入熏香台、精油燈或擴香儀等器具中使用。還可將精油滴在面紙上揮舞一下，也能散發出芳香。

及經前症候群。

應用方式 【洗眼】將藥草液冷卻後，用來清洗眼睛。

【茶飲】可療癒悲痛及哀傷，讓心情開朗起來。

注意事項 對菊科過敏、懷孕期間

✦丁香

Syzygium aromaticum　桃金孃科、木本植物

使用部位 開花前的花蕾

特徵介紹 常綠植物「丁香樹」開花前的花蕾。因其外形類似釘子，中藥名稱便稱之為丁子香。

在日本自奈良時代流傳下來，自古一直作為中藥使用。源氏物語中也曾出現的丁子染，是達官貴人才能穿在身上的染製布料。

適用症狀 促進消化、殺菌。

咀嚼後會出現辛香的精油成分丁香油酚，具有消毒及鎮痛的作用，在牙科會當作外用藥。丁香的酊劑可作為漱口藥水，對於牙痛的緊急處置也很有幫助。

應用方式

【酊劑】剛開始感冒或喉嚨痛時。牙痛。稀釋後用來漱口或清潔口腔。

【咀嚼】佛教勤行前，放在口中咀嚼可除臭及集中精神。想讓大腦清醒時或是集中注意力時。

注意事項

大量攝取、嬰幼兒、懷孕期間

✦月桂

Laurus nobilis　樟科、喬木

藥浴

將藥草熬煮或浸泡後，倒入浴缸中。可利用洗臉盆做部分浴，例如單泡腰部的座浴、浸泡到手腕的手浴、浸泡到腳踝的足浴等等。

按摩

將2～4滴精油（濃度0.5～1%），加入20 mℓ植物性基底油（荷荷巴油、橄欖油、甜杏仁油等等）中。

使用部位 葉片、枝幹

特徵介紹 又稱桂冠樹、甜月桂、月桂冠。自古即被視為神聖的藥草，常用於宗教儀式。給勝者戴在頭上的桂冠，就是由月桂製成。象徵著榮耀。

用來為料理增香或除臭時，折下葉片使用效果更佳。

適用症狀 防腐、防蟲、健胃。

應用方式 【藥浴】熬煮後倒入浴缸中泡澡。可改善神經痛。

【茶飲】精神無法集中時。單純折下葉片嗅聞也很有效果。

注意事項 無特別注意事項

✦藥用鼠尾草

Salvia officinalis 唇形科、灌木

使用部位 葉片

特徵介紹 自古以來，即被視為具有強大魔力。拉丁語「salvare」為其語詞來源，意指「救贖」。

鼠尾草的種類繁多，包含藥用及觀賞用，但是用於料理或茶飲中的，主要為藥用鼠尾草。

傳說藥用鼠尾草一旦枯萎，一家之主就會罹病。

適用症狀　消化不良、感冒初期、月經異常以及更年期障礙。會刺激雌激素分泌。內含的迷迭香酸及鼠尾草醇具有抗氧化作用。

應用方式　【牙粉】將乾燥葉片磨成粉用來刷牙，可強化牙齦。
【淨化】發生難過的事情時，燃燒藥用鼠尾草的葉片，可淨化環境及心靈。

注意事項　懷孕期間、嬰幼兒

✦百里酚百里香

Thymus vulgaris　唇形科、灌木

使用部位　地上部分

特徵介紹　在古羅馬被視為勇敢精神的象徵，士兵們最愛在充滿百里香香氣的熱水裡

泡澡。屬於蜜蜂會群集的蜜源植物，因此可種植在需要受粉的果實及蔬菜旁邊。傳聞在家中種植會招致不祥。

適用症狀 內含皂素、單寧、黃酮類化合物等物質，可改善呼吸道方面的問題。具有強大的殺菌作用，因此魚類或肉類料理一定少不了它。

應用方式 【料理】加進法國香草束裡可消除食材腥味，使風味更佳。

【睡眠】想有好夢入眠時，可以包在手帕裡，放在枕頭底下睡覺。

注意事項 懷孕期間、哺乳期間、長期飲用

◆番紅花

Crocus sativus　鳶尾科、多年生植物

使用部位 雌蕊

特徵介紹 於江戶時代末期傳入日本的藥草。中藥名稱為藏紅花。用於西班牙海鮮燉

飯中可增添色澤。由於一朵花僅可取得一支雌蕊，所以價格昂貴。目前流通於市面上的，大部分皆產自伊朗。

適用症狀

在中藥方面會用來治療自律神經失調，以及婦科方面的不適症狀。鮮豔的黃色來自藏花素此一成分，對於記憶障礙等方面具有改善效果。還可用於血管擴張、賀爾蒙失調、更年期症狀、月經異常等症狀。

應用方式

【料理】黃色的色素為水溶性，因此須溶於水再使用。

【茶飲】因工作或家庭導致情緒煩躁時，不妨一個人悠哉品茗，欣賞美麗的黃金色澤。

注意事項

懷孕期間

✦德國洋甘菊

Matricaria recutita　菊科、一年生植物

使用部位

花朵

特徵介紹 藥用分成德國洋甘菊與羅馬洋甘菊，市面上看到的普遍是德國洋甘菊。特徵為具有甜蜜香氣，又稱作大地的蘋果。拉丁語的「子宮」為其語詞來源，對於子宮相關問題十分有助益。

適用症狀 乾燥的德國洋甘菊內含抗發炎成分的母菊天藍烴（Chamazulene），對於胃炎及胃潰瘍發炎症狀具鎮定作用，並能修復及強化腸胃黏膜。還具有鎮靜及安眠效果。

應用方式 【茶飲】屬於少數與牛奶相當對味的藥草。還可以加入香草沖泡成特殊茶飲，甜蜜的香氣可使情緒平靜下來。

注意事項 懷孕期間、對菊科過敏

✦茉莉花

Jasminum officinale 木樨科、蔓性植物

使用部位 花朵

特徵介紹　因其優雅高貴的香氣，素有「香氣之王」之封號。用來沖泡茉莉花茶的品種，為素馨屬中的茉莉花。可採收的數量稀少，製成精油後價格高昂，不過香氣強勁，因此少量使用即可。可使情緒高揚、恢復自信。

應用方式　【按摩】利用基底油將精油稀釋後用來按摩的話，能讓心情變開朗，還可看出美肌效果。
【茶飲】遭遇失敗或是遭人責罵後、內心退縮時都可以飲用。

注意事項　懷孕期間、高濃度使用

✦生薑

Zingiber officinale　薑科、多年生植物

使用部位　根莖

特徵介紹

中藥名稱為生薑，乾燥後稱乾薑。常使用在治療腸胃疾病或感冒的中藥當中。在亞洲多數會使用生薑，但在世界上其他地方主要使用乾薑，用來為甜點或茶飲增添風味。

適用症狀

可溫熱身體，提升新陳代謝機能。主成分薑醇據說能防止血小板凝結。內服對於暈車暈船、腹痛、噁心想吐、增進食欲、體質虛寒、咳嗽都有效果。

應用症狀

【藥浴】利用加入乾燥生薑的熱水，做全身浴或部分浴。對於凍傷及風濕痛等也很有幫助。

【茶飲】提不起精神的寒冷早晨，可來杯加入大量生薑的奶茶。

注意事項

懷孕期間、過度攝取

✦綠薄荷

Mentha spicata　唇形科、多年生植物

使用部位 地上部分

特徵介紹 薄荷的種類繁多，綠薄荷具有甜味，容易受人喜愛，胡椒薄荷則具有顯著的清爽感。在「莫希托」這款雞尾酒中也使用了薄荷，口感十分清爽。

適用方式 想要趕走睏意時、胃部消化不良時、暈車暈船、剛開始感冒。適合搭配各種藥草，加入些許即可讓各式藥草的風味融合在一起。

應用方式 【茶飲】讓沉悶不暢快的心情及大腦煥然一新。
【芳香浴】能讓狀態停滯不前、滿腦子心事的人內心舒暢。

注意事項 無特別注意事項

✦聖約翰草

Hypericum perforatum　金絲桃科，多年生植物

使用部位 地上部分

特徵介紹 與施洗者聖約翰同名，日本名稱為西洋弟切草。自古即被當作創傷藥使用。可使心情開朗起來，因此又名 Sunshine herb。

適用方式 學名中的 *Hypericum*，可作用於大腦，調整血清素的分泌，抗憂鬱作用備受期待。還可改善生理痛、更年期症狀以及情緒焦躁等現象。

應用方式 【藥草油】將成分萃取出來的藥草油，可用來療癒傷口及靜脈曲張，還可按摩神經痛。浸泡成藥草油後，須避免照射到陽光。

【茶飲】睡前想要放鬆一下的時候、希望內心能像太陽一樣明亮時都會有所幫助。

注意事項 與藥物會產生相互作用（免疫抑制劑、強心藥、抗愛滋病毒藥物、抗血栓藥、其他藥物，正在服用藥物的人，請務必向醫生諮詢）、懷孕期間、兒童、長期服用

✦蒲公英

Taraxacum officinale　菊科、多年生植物

使用部位　全草

特徵介紹　西洋蒲公英。自古一直被當作民間用藥的日本蒲公英，屬於西洋蒲公英的一種，現在屬於稀少品種。花朵下方的花萼會反折的蒲公英，就是西洋蒲公英，沒有反折的即為日本蒲公英。

適用方式　強肝以及緩瀉、催乳。
具有利尿作用及排出老廢物質的作用。根部內含菊粉，可維持良好的腸道環境。

應用方式　【料理】葉片富含維生素及礦物質，也可生食。
【茶飲】感覺體內有各種老廢物質囤積，循環停滯時可飲用。

注意事項　膽道閉鎖、膽囊炎、腸阻塞的人不可使用根部。兒童避免大量攝取

✦蒔蘿

Anethum graveolens　繖形科、一年生植物

使用部位　全草、種子

特徵介紹　自上古時代使用至今。傳說為西洋女巫掃帚所使用的材料，輕飄飄的葉片如同羽毛一般。具有神聖的驅魔力量，因此常被人用來製作成護身的藥物。

這種藥草帶芬芳香氣，搭配魚類料理十分對味，醃漬鮭魚等食材絕對少不了它。泡菜裡也會加入葉片及種子增添風味。

適用方式　全草具有鎮靜作用，可改善胃部不適，發揮祛風效果。

應用方式　【咀嚼】消除口臭，可將3～4粒種子放入口中，像口香糖一樣咀嚼。

【茶飲】感覺似乎受人咀咒時。

注意事項　無特別注意事項

✦魚腥草

Houttuynia cordata　三白草科、多年生植物

使用部位　全草

特徵介紹　全草乾燥後就是中藥裡的十藥，據說具有十種功效（實際上藥效更廣泛）。在部分亞洲地區，存在可生食且香氣柔和的品種，日本原生物種的魚腥草則不適合生食。料理成天婦羅或熱炒料理後香氣會少減，不過冷卻後又會再次飄香。

適用方式　新鮮的魚腥草具有殺菌消炎作用。乾燥後沖泡成茶飲，不但利尿，還能改善便祕、膀胱炎、感冒、神經痛、腸胃障礙、皮膚病等等。

應用方式　【茶飲】洗淨陰乾後可用來泡茶。

【藥浴】將乾燥後的葉片熬煮之後，倒入浴缸中做全身浴，即可改善虛寒體質，且能養顏美容。

注意事項　腎功能障礙患者、大量攝取會緩瀉

◆蕁麻

Urtica dioica　蕁麻科、多年生植物

使用部位　葉片

特徵介紹　俗稱西洋咬人貓。不小心碰觸到尖銳刺毛的話，會感到刺痛，紅腫。咬人貓是日本的原生物種，從繩文時代的細繩即可發現到咬人貓的纖維。市售的乾燥蕁麻，觸摸後也不會感覺刺刺的。

適用方式　內含鐵、鈣、鎂，可發揮造血作用。
含有組織胺，因此可緩解花粉症等過敏症狀。

應用方式　【料理】加入味噌湯等料理當中，當作乾燥蔬菜一般使用。
【洗臉】針對粉刺，可利用高濃度萃取的藥草液洗臉或敷面膜。

注意事項　懷孕期間、長期服用、幼兒大量攝取

✦羅勒

Ocimum basilicum　唇形科、一年生植物

使用部位　莖部、葉片

特徵介紹　屬於原產自亞洲的藥草，在古希臘時代習慣用來當作香水。日文別名為目箒，種子內含水分，呈現膠狀，古時候認為可去除眼睛髒汙，因而有此命名。一般用於料理當中的品種為甜羅勒，可做成青醬等。聖羅勒在印度教眼中，則屬於神聖的植物。

適用方式　帶刺激性的香氣可健胃、增進食欲、祛風。改善頭痛、強身健體。

應用方式　【漱口】乾燥羅勒經熬煮後的藥草液，用來漱口可有效改善口內炎。
【茶飲】雖然心不甘情不願，但是絕對不想屈服時可飲用。

注意事項　懷孕期間、幼兒

✦西洋蓍草

Achillea millefolium 菊科、多年生植物

使用部位 地上部分

特徵介紹 直到第一次世界大戰左右為止，一直被用來治療傷口。另外還有溫熱身體，促進發汗的效果。一般認為具有神聖力量，常用於宗教儀式或驅魔避邪等場合。

適用方式 感冒初期及提升免疫力。無月經或生理痛。促進血液循環。具消炎、抗菌作用，可外用以改善咳嗽及肌膚日曬後的發炎症狀。

應用方式 【藥浴】利用熬煮後的藥草液做半身浴或座浴，可緩解無月經症狀及生理痛。

【茶飲】災難持續不斷時，可發揮驅魔避邪的作用。

注意事項 對菊科過敏、懷孕期間、大量攝取

✦藍膠尤加利

Eucalyptus globulus　桃金孃科、喬木

使用部位　葉片、樹皮

特徵介紹　因為是無尾熊的食物而聲名大噪。全世界的尤加利共有大約 600 種品種，但是含毒種類眾多，飲用時要特別注意。

澳洲原住民 Aborigine，過去一直用來預防感染症及解熱。咳嗽時用來熏香的話，有時會感到刺激。

適用方式　具殺菌力可淨化空氣。

預防流感及感染症。

應用方式　【蒸氣】利用藥草或精油蒸氣，可改善鼻塞及痘痘。

【茶飲】不會咳嗽，但會喉嚨痛時可飲用。

注意事項　高血壓、癲癇症、幼兒

✦虎耳草

Saxifraga stolonifera 虎耳草科、多年生植物

使用部位 地上部分

特徵介紹 除了北海道之外，日本各地都可以見到這種藥草。中藥名稱因其姿態而取名作虎耳草。利用匍匐莖即可繁殖，容易培育。葉片可直接料理成天婦羅等食用。沖泡成茶飲後，對於改善水腫等症狀效果可期。

適用方式 抗菌、解熱、解毒。針對中耳炎、蚊蟲叮咬、凍傷，可用新鮮虎耳草榨汁後塗抹。

應用方式 【酊劑】可作為美白化妝品的原料，製成酊劑使用。可利用日本酒製作，使用期限約半年左右。

【外用】熬煮後的藥草液用棉布沾取擦拭患處，可緩解痔瘡疼痛。

注意事項 無特別注意事項

✦艾蒿

Artemisia princeps　菊科、多年生植物

使用部位　地上部分

特徵介紹　春天的艾草年糕或艾草針灸所使用的原料。中藥名稱為艾葉。用來製作草藥年糕、完全去除澀液後的艾蒿並不具備任何藥效。西方稱作艾蒿的中亞苦蒿，有別於日本的艾草，用法也不相同，注意不能混為一談。

適用方式　可促進膽汁分泌，改善便祕、腹瀉、高血壓、神經痛，增進食欲及提升免疫力。將新鮮葉片搓揉後敷在肌膚上，或是榨成汁，可用來止血及對付蚊蟲咬傷。

應用方式　【藥浴】經熬煮後倒入浴缸，利用藥浴做全身浴，可增強溫浴效果。
【護身符】具有極佳的驅魔效果，因此乾燥後裝入袋中可作為護身符。

注意事項　對菊科過敏

✦薰衣草

Lavandula spp.　唇形科、灌木

使用部位　地上部分

特徵介紹　日常生活中不可或缺、最具代表性的藥草之一。食用時，香氣會令人難以接受，但是少量加入茶中卻可提味。

適用方式　鎮靜作用、抗菌作用、鎮痙作用。頭痛、胃痛、生理痛時，可與其他藥草混合後使用。

應用方式　【搓揉】因家庭或工作感到頭痛難耐時，用手指搓揉花朵部分，吸一吸香氣做做深呼吸，即可有所改善。

【茶飲】拉丁語的「清洗」為其語詞來源，因此可在想要拋開惱人思緒時使用。

注意事項　無特別注意事項

✦綠茶

Camellia sinensis 山茶科、灌木

使用部位 葉片

特徵介紹 西元前2700年的醫學書《神農本草經》中便有記載，神農為了調查藥草功效遍嚐野草，據說每次遇到有毒之物便會吃茶葉消毒。空海及最澄（平安新佛教之雙璧，空海開創了真言宗，最澄創立了天台宗）從中國將綠茶帶回日本，視為「養生仙藥」長期飲用。想將綠茶功效發揮至極限，最理想的方式是將茶葉整片吃下肚。

適用方式 綠茶中的兒茶素可提升免疫力，多酚能降低膽固醇。還可用來減肥、預防食物中毒。

應用方式 【漱口】內含氟，因此用喝不完的綠茶漱口，即可預防蛀牙及口臭。

【茶飲】內含咖啡因，與藥草十分對味，可用來作為調製綜合花草茶的基底。

注意事項 大量攝取

✦菩提

Tilia x europaea　錦葵科、喬木

使用部位　花朵、苞片、樹幹

特徵介紹　歐洲行道樹常見的西洋菩提樹為錦葵科，佛陀悟道的印度菩提樹為桑科，屬於不同品種。樹木高大，藥草卻具備細緻柔和風味。能夠沖泡出讓人神魂顛倒的美麗金黃色澤，光看就具有療癒效果。

適用方式　菩提花（包含花朵與苞片）具備鎮靜作用，還可改善消化不良。菩提樹（樹幹部分）具有利尿作用及分解脂肪等作用。能用菩提花放鬆身心，菩提樹作為促進代謝之用。

應用方式　【洗臉】用剩下來的茶洗臉，可養顏美容及改善肌膚乾燥。
【茶飲】肩膀手肘僵硬用力時、莫名的龐大壓力上身時。

注意事項　無特別注意事項

✦檸檬香茅

Cymbopogon citratus 禾本科、多年生植物

使用部位 地上部分

特徵介紹 香氣成分檸檬醛，會散發出檸檬的香氣。與耐熱不耐冷的植物具有相同特性，可在夏日倦怠時使用。新鮮的檸檬香茅泡茶後，檸檬香氣十分強勁，乾燥後的檸檬香茅則具有清新的草香味。為泰國冬陰湯中不可或缺的食材。

適用方式 具脂肪分解作用以及鎮靜作用，還能緩解過敏性大腸症候群。

應用方式 【芳香噴霧】用精油製成的噴霧可用來防蟲。

【茶飲】因壓力或緊張導致筋骨僵硬，想要找回柔軟度時可飲用。

注意事項 懷孕期間大量攝取

✦檸檬馬鞭草

Lippia citriodora 馬鞭草科、灌木

使用部位 葉片

特徵介紹 法語稱作 Verveine。常用於香水當中，清爽的檸檬香氣，屬於備受全世界喜愛的藥草之一。綜合花草茶加入檸檬馬鞭草後，容易使風味融合成清爽的味道。

適用方式 具鎮靜神經的作用，還能使身體放鬆，可藉此緩解頭痛及噁心想吐。促進消化、健胃。

應用方式 【餐桌】可用作洗指碗，讓新鮮葉片浮於水面。

【茶飲】眼睛至肩膀一帶感覺僵硬不適時，或是不知道如何好好放鬆的人，都能泡成茶來喝。

注意事項 無特別注意事項

✦檸檬香蜂草

Melissa officinalis 唇形科、多年生植物

使用部位 地上部分

特徵介紹 別名「Melissa」，意指蜜蜂。屬於蜜源植物，因此習慣種在想要促進授粉的植物旁邊。

顧名思義，具有淡淡的檸檬香氣。乾燥後香氣會消失，因此適合用新鮮藥草沖泡成茶飲。屬於容易栽培的藥草之一。自古即被視為長生不老藥使用至今。

適用方式 剛開始感冒、心神不寧、胃部不適等皆有改善效果。

香氣據說能活化大腦。

應用方式 【料理】可為沙拉或甜點等提味。

【茶飲】為了考試讀書而連續數日精神緊張，或是睡不著時、對未來閃過一絲不安情緒時皆可飲用。

注意事項 懷孕期間大量攝取

◆玫瑰

Rose spp. 薔薇科、灌木

使用部位 花朵

特徵介紹 最大特徵是具有令人神魂顛倒的甜美香氣。號稱香草女王、花界女王。用作藥草時，包含突厥薔薇（*Rosa damascene*）以及犬薔薇（*Rosa canina*）等皆歸類為傳統玫瑰。在日本北海岸發現的玫瑰花，也是屬於傳統玫瑰的一種。花店裡販售的玫瑰花，切記不可拿來食用。

適用方式 心情沮喪時、心浮氣躁時、生理不順時。

具強壯作用、收斂作用。

應用方式 【茶飲】肚子不適時，可以泡濃一點來喝。

【藥浴】想變美時、找到喜歡的人時，可在泡澡水中滴入精油沐浴。

注意事項 懷孕期間使用

✦薔薇果

Rosa canina　薔薇科、灌木

使用部位　果實

特徵介紹　犬薔薇的果實。也稱作維生素C炸彈，囊括維生素A至維生素C等眾多維生素，堪稱實力堅強的藥草。泡茶之後，果實可二度利用來製作甜點或果醬。使用玫瑰及薔薇果時，盡可能選擇無農藥的產品。

適用方式　可對抗黑色素的生成，具有美容養顏的效果。
利尿、強壯、緩瀉、感冒初期。

應用方式　【料理】浸泡後用調理機打成湯品，即可有效補充維生素。
【茶飲】飲酒過度時，可於隔天早上飲用。

注意事項　大量攝取會導致腹瀉

◆迷迭香

Rosmarinus officinalis　唇形科、灌木

使用部位　樹枝、葉片

特徵介紹　意指「海洋的露水」的拉丁語，為其語詞來源。傳說不會長得比耶穌基督還高。日文名稱叫作萬年朗。最知名的就是具有防止老化的抗氧化作用。可透過花草茶或料理內服。藉由化妝水、沐浴及精油外用時，也是相當實用的藥草之一。

適用方式　強壯、健胃、收斂、殺菌、促進血液循環。頭痛或感冒初期，可沖泡成花草茶喝。製成酊劑飲用的話，可強身健體及促進血液循環。精油散發出來的香氣還能防止大腦老化。

應用方式　【香包】乾燥後裝入袋中與衣物放在一起的話，具有防蟲的效果。

【茶飲】最近突然感覺老了好幾歲時，可用來提振身心。

注意事項　懷孕期間、大量攝取

✦洛神花（玫瑰茄）

Hibiscus sabdariffa　錦葵科、一、二年生植物

使用部位　萼片、總苞

特徵介紹　泡成茶後會溶出最具特色的紅色花色素苷。與南方綻放用來觀賞的木槿花不同，洛神花是屬於美國的原生植物。含大量維生素C，因此不喜歡酸味的人，一開始先少量飲用。

適用方式　具有修復腸胃黏膜、消除疲勞的效果。夏日倦怠。利尿。促進代謝。剛開始感冒時，可以泡濃一點，再加入蜂蜜，讓身體由內而外暖和起來。

應用方式　【酊劑】剛開始感冒時，可稀釋後飲用。
【茶飲】容易水腫時，還有總是提不起精神來的時候。宿醉的人，可與薔薇果一起泡成酸酸的熱茶來喝。

注意事項　懷孕期間

結語

當初我為了取得藥草證照而上藥草課程時，在實習課中做了押花燈罩，在燈光的加熱下，燈罩會散發出來淡淡的藥草香，那時候家裡的貓咪三不五時就會靠近去聞一聞。「藥草與貓」總是環繞在我的身旁，它們何其美麗，總是打動著我的心。如今能像這樣，珍惜大自然的賜與，用心過每一天的生活，我想全是源自於那時候的感動。

美麗無處不在，我們很容易受耀眼的事物吸引目光，對於身邊事物卻漫不經心。不過路邊的雜草，有時卻是救命藥草，蘊藏著神奇的力量。

只要改變觀點，命運就會出現巨大的變化，本書介紹了許多微妙提示，都能成為大家的啟發。

藥草植物、太陽及月亮的光線、環繞在我們身邊的大自然，充滿美妙的神蹟，若能讓更多人感受到這些，我將備感榮幸。

本書出版之際，受到了許多人的協助。我要向 BAB JAPAN 的各位工作人員，以及當中強烈鼓勵茫然失措的我，並提供建議的木村先生，致上誠摯的謝意。

也要深深感謝我家的貓咪，當我埋首於創作之際，每每很晚放飯，害牠挨餓了。

最後要由衷感謝，購買這本書的各位讀者。

2017年6月9日

瀧口律子

作者・瀧口律子

藥草專家。藥草女巫養成班負責人。
持續推廣透過藥草尊重大自然與生物，珍惜生活中每一天的活動。另外還參與藥草調製商品開發工作，並且在藥日本堂漢方學校、埼玉市PLAZA NORTH「藥草入門」教室，擔任講師的工作。現任NPO Japan Herb Society認證高級講師。藥日本堂漢方顧問。sofa Vege Meister。
＜幸草哲學＞ http://kousoutetsugaku.net/

藥草女巫的365日

出　　版／楓樹林出版事業有限公司
地　　址／新北市板橋區信義路163巷3號10樓
郵政劃撥／19907596 楓書坊文化出版社
網　　址／www.maplebook.com.tw
電　　話／02-2957-6096
傳　　真／02-2957-6435
作　　者／瀧口律子
翻　　譯／蔡麗蓉
企劃編輯／陳依萱
校　　對／黃薇霓
港澳經銷／泛華發行代理有限公司
定　　價／380元
初版日期／2021年4月

國家圖書館出版品預行編目資料

藥草女巫的365日 / 瀧口律子作；蔡麗蓉翻譯. -- 初版. -- 新北市：楓樹林出版事業有限公司, 2021.04　面；　公分

ISBN 978-986-5572-14-3（平裝）

1. 藥用植物 2. 中草藥

414.3　　110001375